MOYEN

INFAILLIBLE

DE PROLONGER L'EXISTENCE

ET DE

PRÉVENIR LES MALADIES

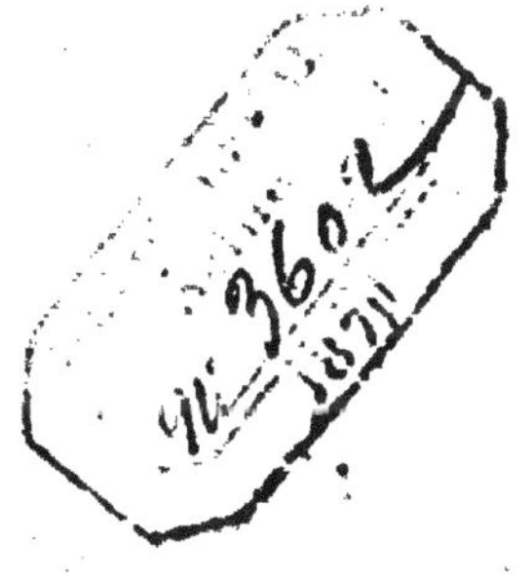

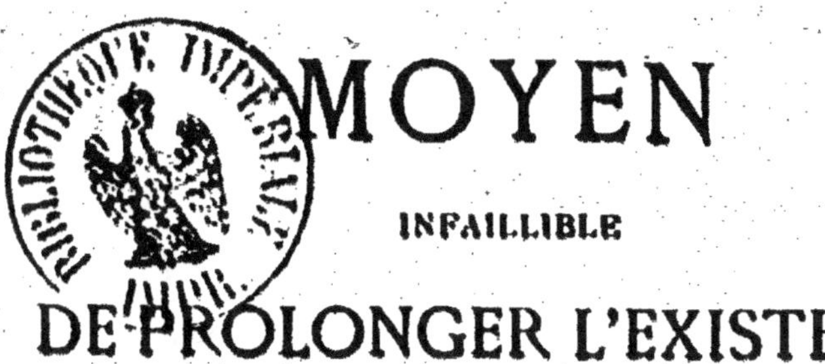

MOYEN

INFAILLIBLE

DE PROLONGER L'EXISTENCE

ET DE

PRÉVENIR LES MALADIES

NÉCESSITÉ DU MOUVEMENT RATIONNEL
DÉMONTRÉE PAR LE MÉCANISME DU CORPS HUMAIN
SUIVIE
D'UNE MÉTHODE DE GYMNASTIQUE DE CHAMBRE
CONTENANT 15 GRAVURES EN REGARD DU TEXTE EXPLICATIF

PAR

Eugène PAZ

Directeur du Grand Gymnase

Prix : 2 francs

LIBRAIRIE L. HACHETTE ET Cⁱᵉ
79, boulevard Saint-Germain, 79
1870

INTRODUCTION

CHAPITRE PREMIER

Introduction

Combien de fois et sous combien de formes variées faut-il que certaines vérités soient exprimées, répétées et ressassées pour être comprises, acceptées et mises en pratique? Demandez-le à tous les hommes de bonne volonté qui ont sacrifié leur temps et leur fortune au triomphe d'une idée utile ou d'une invention féconde.

Alors même qu'il s'agit pour l'humanité d'un principe éminemment conservateur, et en quelque sorte d'une question de vie ou de mort, l'apôtre bénévole se heurte sans cesse à l'insouciance générale qui paralyse les efforts les plus énergiques et entrave les progrès les plus importants.

Mais, loin de se décourager et de laisser aller les choses au gré de la routine et des préjugés, celui qu'une forte conviction anime et pousse à la manifestation des préceptes qu'il sait profitables à tous, ne se lasse pas de crier gare aux sourds qui ne veulent pas entendre, et aux indolents qui, ayant acquis la foi, n'ont pas encore le courage de l'action. C'est ce que nous allons, une fois de plus, nous efforcer de faire avec toute la clarté dont nous sommes capable, trop heureux si nous parvenons à convaincre quelques incrédules.

—

Si tous les gens qui se préoccupent du cours de la Bourse consentaient à s'inquiéter avec une égale sollicitude du cours de la vie, ils seraient assurés d'accroître considérablement leur capital, c'est-à-dire le nombre des jours auquel ils ont le droit de prétendre, et en outre ils obtiendraient, de ce placement viager, un intérêt bien plus élevé en augmentant dans une large proportion la somme de leurs jouissances quotidiennes. Et quelle plus admirable spéculation pourrait-on imaginer que celle où chaque intéressé, en développant son avoir personnel, concourrait à grossir le fonds social ?

—

Proposez à un père de famille électeur, éligible, voire même élu, de restreindre le régime hygiénique de son cheval ou de son âne à la somme d'exercices physiques et de soins matériels qu'il trouve suffisante pour la santé et le développement de son fils, pensionnaire dans une institution quelconque ; il se révoltera, déclarant qu'il faut, aussi bien que l'avoine et le foin, mesurer à l'animal domestique le grand air et le mouvement, faute de quoi la bête la mieux douée et la mieux nourrie ne tardera pas à devenir une rosse vicieuse et maladive.

Voilà donc un homme de bien qui fait pour le quadrupède qu'il a acheté ce qu'il ne croit pas devoir faire pour le fils qu'il a procréé. Or, ce qu'il ne fait pas pour son fils, il ne songera pas davantage à le faire pour lui-même. Comment s'étonner ensuite de voir les gens du monde en proie à tant de malaises et d'infirmités !

—

Nous exigeons que nos appartements soient balayés, épousselés, nettoyés chaque jour et frottés au moins une fois par semaine. Nous faisons battre meubles et tapis, laver glaces et panneaux. Combien d'entre nous songent à en faire autant pour leur propre corps, à le tenir net et brillant dans tous ses coins et recoins, à le débarrasser sans relâche de toute souillure et à provoquer régulièrement, par des manœuvres efficaces, l'expulsion des miasmes délétères et des superfluités qui s'y introduisent sans cesse par la respiration et la nutrition ?

Bien avisé pourtant serait celui qui concilierait ces soins parallèles, et faute d'une installation plus précise d'appareils gymnastiques, s'imposerait à lui-même la tâche d'entretenir de ses mains et de ses pieds le lustre de ses parquets et de son mobilier. Celui-là pourrait se promettre de faire durer longtemps sa personne et ses meubles.

—

Bien des gens se croient en parfaite santé parce qu'ils ne sont pas malades.

C'est là une douce mais souvent bien trompeuse illusion Le corps est un esclave soumis qui s'accommode quelquefois d'un régime malsain et ne se révolte que sous le coup de mauvais traitements prolongés, de même qu'un cheval peut être longtemps malmené avant de s'abattre ou de se cabrer. Mais un jour vient où esclave et cheval, complétement épuisés, se refusent à l'ouvrage, et on fait alors, pour leur rendre leurs forces, des efforts qui demeurent impuissants.

Il en est ainsi de nos organes.

Leur inertie ou leur fatigue ne se manifeste pas toujours par de brusques défaillances, et nous les laissons perdre peu à peu leur énergie et leur ressort sous l'influence latente d'un régime débilitant, jusqu'au jour où un avertissement brutal nous signifie, sans sommation préalable, de ne plus avoir à compter sur leur service régulier.

—

Et d'abord il est très rare que nous naissions avec tous nos organes également bien constitués, et qu'en raison de cette disposition nous n'ayons tous une partie relativement plus faible, plus irritable ou plus sensible. Il n'existe pas de santé absolue. Les désirs immodérés, l'intempérance, les soucis de la fortune, l'application profonde aux affaires ou à l'étude, les déceptions, les chagrins, les passions enfin, tout concourt à la détruire. D'un autre côté, la vie se compose d'une série d'actions et de combinaisons d'où résultent des prédominances continuelles, soit dans les fonctions de certains organes, soit dans la proportion et dans la nature de certaines humeurs; c'est ce défaut d'équilibre, de réciprocité de l'action des fluides sur les solides, et de la réaction des solides sur les fluides, qui constitue les divers états maladifs.

Se *connaître soi-même*, selon le précepte de la sagesse antique, est donc de la première nécessité pour l'homme qui veut se bien porter.

—

Sans être médecin on peut se demander :

Qu'est-ce que l'homme?

Quelle est sa nature? sa constitution? comment s'opère sa croissance? comment son corps se conserve-t-il? comment perd-il ses forces? comment arrive-t-il souvent qu'il succombe bien avant l'heure qui semblait lui être assignée?

Sans être médecin, on a le droit de chercher à se rendre compte et des pertes que le corps subit à chaque minute, et des moyens que la nature emploie pour réparer ces pertes et pour nous refaire constamment un sang et des organes nouveaux.

Sans avoir l'intention de pousser jusqu'à ses extrêmes limites l'étude de la physiologie, on peut et on doit enfin chercher à connaître les principes élémentaires de l'économie animale, de la structure et des fonctions des organes, c'est-à-dire de la nature de l'homme et des conditions normales selon lesquelles la vie se manifeste en lui, se développe s'entretient et s'altère de la naissance à la mort.

Tâchons donc de savoir comment nous vivons et de quoi nous vivons, afin de régler le service de notre machine de façon à la faire durer dans le meilleur état et le plus longtemps possible.

—

L'homme n'est pas fondu en bloc comme une statue de bronze, et dressé tout d'une pièce sur sa base. Successivement germe presque invisible, embryon, enfant, adulte, il se forme et se complète petit à petit par une élaboration lente et continue, puisant et rejetant sans cesse, dans le milieu qui l'entoure, les éléments de ses organes. Ce travail mystérieux, dont la respiration et l'alimentation sont les agents les plus directs, s'accomplit avec une activité croissante jusqu'à la virilité, et décroissante de ce point à la fin de la vie.

Entre ces deux périodes s'offre, comme une plaine entre deux versants, un temps de repos, sinon d'arrêt, pendant lequel la transformation est plus lente, et qui constitue l'homme fait. Or, en ménageant sagement l'ascension de manière a développer la plus grande somme de forces possible, il dépend de nous d'augmenter l'étendue de cette surface plane et d'en rendre la descente moins rapide.

—

Les hommes, sur cette terre, sont de simples voyageurs qui arrivent, passent la journée et repartent le lendemain.

Comme les populations de la terre, notre corps est composé d'éléments transitoires qui ne doivent y passer qu'un seul jour.

La jeunesse absorbe plus de sucs nutritifs qu'elle n'en dépense. Elle prend des forces et développe ses membres : c'est le temps de la croissance.

Le vieillard, au contraire, perd chaque jour plus qu'il ne reçoit. Son énergie diminue, ses articulations se rouillent, ses muscles perdent leur élasticité et leur vigueur. C'est que les organes, devenus paresseux, se prêtent moins activement à l'élimination des éléments hors de service et à l'assimilation du contingent réparateur. On s'est formé peu à peu, et on s'en va en détail.

Telle est l'inexorable loi de la nature, contre laquelle il serait insensé de protester ou de s'insurger. Mais il nous est permis et il devrait nous être prescrit de retarder le plus possible cet état de décrépitude sénile qui attriste et rend plus lourdes les dernières années d'une longue existence ou d'une vieillesse prématurée.

—

Le moyen ? nous demandera-t-on.

Le moyen, c'est l'exercice, un exercice sage, modéré, approprié à l'âge et à la constitution de chaque individu. Sans une gymnastique soutenue, les membres perdent leur ressort et deviennent bientôt impuissants à nous soutenir.

Alfred de Musset met sur les lèvres d'un vieillard très vert que ses charmantes filles entourent de leurs bras :

Ces deux fardeaux si doux suspendus à ma vie,
Me font vers le tombeau marcher à pas plus lents.

Il en est de même des fardeaux matériels. L'homme le plus chargé est souvent celui qui se courbe le moins.

—

Tous les savants nous déclarent que, vu la nature de l'homme, le temps de sa croissance et de sa constitution, cette créature devrait vivre jusqu'à 100 ans, et nous, nous ajoutons :

Si nous vivons moins, c'est notre faute.

On sait par de nombreuses expériences qu'un homme de taille moyenne, de santé régulière, perd en 24 heures environ 3 livres de sa substance. 900 grammes s'échappent par les pores, c'est-à-dire sous forme de chaleur humide par les inombrables petits trous dont toute la surface du corps est criblée comme un tamis, et 500 grammes sont chassés par la respiration.

L'homme se porte bien tant que cette déperdition se produit exactement ; mais si elle est, par une cause quelconque, interrompue ou modifiée, la santé est en péril.

C'est dans l'action physique, c'est dans les contractions musculaires que réside la cause efficiente de l'élimination des molécules désassimilées et de la juste répartition des molécules nouvelles.

A chaque organe selon ses besoins, et en proportion de sa sphère d'activité.

Telle est la loi générale de l'économie vivante.

—

Nous venons de dire que le corps humain trouve dans l'atmosphère et dans les substances qu'il absorbe la compensation nécessaire d'une déperdition constante. Il est donc essentiel que la comptabilité hygiénique soit sévèrement tenue en partie double, que les rentrées suivent de près les sorties, et que l'état des recettes soit constamment en balance avec le chiffre exact des dépenses.

Si par un excès ou un abus quelconque d'action ou d'inertie, un de nos organes souffre et s'affaiblit, les autres organes éprouvent un trouble et un malaise relatif, car ils sont tous solidaires, ce que Raspail formule ainsi : « Le contingent de l'un des organes venant à manquer à l'élaboration de tous les autres, les produits qui résultent de chacun d'eux ne peuvent être qu'incomplets, et partant, non assimilables. »

C'est le point de départ de la maladie.

—

Puisque notre corps est soumis à ce régime de mutations partielles qui s'opèrent insensiblement, n'est-il pas un peu, sous ce rapport, semblable à une auberge où des voyageurs de passage se succèdent à tout moment du jour et de la nuit ? Il est, en ce cas, absolument nécessaire que le propriétaire surveille attentivement le départ des locataires sortants et l'installation des nouveaux venus, qu'il ménage à tous l'air et l'espace et agisse de façon qu'il n'y ait chez lui ni vide, ni encombrement, ni conflits, ni réclamations. Le succès ou la ruine de sa maison dépend de sa vigilance et de ses soins.

Pour appliquer dans une juste mesure ces principes à

l'hôtellerie de notre âme, il importe de connaître d'une manière précise de quelle façon s'accomplissent les déménagements et les incorporations des infiniment petits qui la vivifient.

C'est ce que nous allons faire en sorte d'indiquer sommairement et en employant le moins possible les termes et les formules scientifiques, ne voulant emprunter à cette analyse si merveilleusement intéressante que ce qui peut éclairer les gens raisonnables sur leurs intérêts les plus immédiats.

LE SANG

CHAPITRE II

Le sang

« L'homme d'aujourd'hui n'est pas l'homme de demain
et l'homme de demain n'est pas l'homme de l'année pro-
chaine, dit quelque part Fénelon, dans son traité de
l'*Existence de Dieu*. » En écrivant ces lignes, ce grand
philosophe s'est montré non moins grand physiologiste.

Car c'est aujourd'hui un fait acquis à la science, un
fait que personne ne doit ignorer, que l'homme, au point
de vue matériel, autant et plus qu'au point de vue intel-
lectuel, se transforme sans cesse depuis son enfance
jusqu'à son extrême vieillesse.

La chair qui forme aujourd'hui nos muscles sera remplacée demain par une chair nouvelle ; — les os qui forment aujourd'hui notre charpente auront bientôt disparu
pour faire place à une charpente nouvelle. C'est un phénomène que chacun a pu observer par ses cheveux, ses

ongles, sa peau, et qui prouve, ainsi que nous l'avons déjà dit, la nécessité de provoquer, par l'exercice, l'élimination des molécules désassimilées et la juste répartition des éléments nouveaux.

———

La nature ne tient point en réserve des os tout préparés, des muscles fraichement fabriqués, pour pouvoir remplacer les muscles et les os qui s'usent incessamment. Elle accomplit son travail de renouvellement d'après des lois immuables, avec lesquelles l'homme a sérieusement à compter ; certains excès fréquemmeut répétés pouvant user tout d'un coup trop de matériaux pour que la nature ait le temps de les remplacer.

La chair, avant de devenir chair, a commencé, n'en soyons pas humiliés, par être : herbe, salade, pommes de terre, etc., etc., et avant de devenir tout cela, elle a été bien autre chose.

Il nous faudrait des volumes pour décrire les opérations successives auxquelles ces matières sont soumises avant de se transformer en *sang*, cette chair liquide, cet agent merveilleux qui constitue et reconstitue sans cesse notre être.

———

Le sang est le foyer de la vie animale, le centre suprême de chaleur et de réparation. Dans sa destinée biologique, il peut être considéré comme l'intermédiaire entre les tissus organiques et le monde extérieur. C'est lui qui préside aux différences, soit de race, soit individuelles.

Comment pourrait-il en être autrement, puisqu'il est le germe de l'individu, puisqu'il est l'individu lui-même ? Dans son courant sont entraînés les débris de décomposition qui résultent de la transformation de nos organes, et c'est en lui que la force organique puise les matériaux qu'elle élabore et transforme pour les approprier à ses besoins.

Nous venons de dire sommairement le rôle de cet élément vital de notre existence ; étudions maintenant sur sa composition.

—

Le sang est formé de deux éléments distincts : les globules et le plasma. Telle est du moins sa constitution dans les vaisseaux vivants, et c'est à ce point de vue qu'il importe surtout au gymnaste de l'étudier.

Les globules vivent au milieu de la masse liquide ou plasma avec de mutuels échanges. Ils se composent essentiellement d'une cellule organique que l'on appelle protoplasma. Les globules sont d'un volume infiniment petit, et nous n'exagérons nullement en disant qu'il en faudrait un million pour égaler la dimension d'un grain de sable.

Les globules sont de deux sortes : rouges et blancs ; les globules rouges ne sont que des globules blancs transformés. C'est une matière albuminoïde et ferrugineuse, qu'on nomme hématine, qui est chargée d'accomplir cette transformation, et qui préside par conséquent à la coloration du sang. Nous ne suivrons pas les savants dans leurs recherches sur la détermination de la quantité d'hématine contenue dans le sang. Qu'importe pour nous, en effet, que le chiffre soit 0,70 ou 0,67 ? Notre intention n'est pas d'entrer dans ces détails. Ce qui nous intéresse, c'est la formation des globules.

Qu'on ne nous reproche pas d'insister un peu sur cette question. Comment bien connaître le tout si l'on n'a pas d'abord étudié les parties? Comment connaître une maison si l'on n'en a vu que la façade et si l'intérieur n'en a pas été parcouru pièce par pièce?

Mais en visiteur pressé et discret, nous laisserons de côté les chambres peu importantes pour ne voir que ce qui mérite réellement d'être vu.

—

L'importance du globule est très grande : il est dans le sang ce qu'est la cellule dans l'organisation, c'est-à-dire le foyer des élaborations les plus importantes. Dans l'état physiologique, en dehors de quelques oscillations, la composition du sang demeure à peu près invariable, ce qui tend à prouver qu'il y a égalité entre les recettes qui s'opèrent par la digestion, et les dépenses nécessitées par la nutrition de tous les organes.

Pendant la première partie de la vie embryonnaire, les globules se reproduisent d'eux-mêmes par segmentation ; plus tard il n'en est plus de même. Ils ont alors pour origine les corpuscules des glandes lymphatiques apportées par la lymphe, qui les charrie jusqu'à leur mélange avec la masse sanguine.

—

Les glandes lymphatiques sont abondamment répandues dans le corps humain. La rate est le plus important des organes créateurs des corpuscules lymphatiques. Les savants cherchent depuis longues années à savoir comment procède la rate et quelles forces elle met en jeu? Il serait téméraire, dans l'état actuel de la science, de décider cette question. MM. Beclard, Vulpian et bien d'autres, s'occupent activement de résoudre ce problème. Réussiront-ils? Nous verrons bien.

Tout ce que nous savons, c'est que diverses glandes, la rate, le foie, etc., produisent les globules blancs. Ceux-ci, au contact de l'air, se transforment en globules rouges et deviennent peu à peu les véritables globules sanguins.

—

Nous savons ce qu'est le sang, cet agent réparateur de tous nos organes ; mais savons-nous au juste la quantité qu'en a chacun de nous?

Les uns la disent égale à la huitième partie du volume de notre corps, les autres à la sixième. Laquelle de ces deux opinions faut-il admettre? Aucune, dirions-nous, si nous osions donner notre avis. Il y a tant de différences individuelles, que tel homme diffère considérablement de son voisin, et même que tel aujourd'hui diffère sensiblement sous ce rapport de ce qu'il était il y a huit jours.

Comment alors établir une règle générale ?

—

Le sang peut éprouver de nombreuses modifications. La masse totale peut diminuer : on a, dans ce cas, l'oligamie. Le nombre des globules peut décroître, c'est l'aglobulie. L'augmentation de la partie liquide produit enfin l'hydrémie. Nous aurons à revenir plus tard sur tous ces changements de composition.

On peut quelquefois aussi constater une modification de la couleur du sang. Il devient d'un rouge plus clair, et cette teinte se prononce de plus en plus, à mesure que l'oligamie augmente.

Le sang ne peut diminuer sans que la proportion des globules s'abaisse : d'où il résulte qu'il n'y a pas d'oligamie sans aglobulie. La marche de l'oligamie est rapide ; celle de l'aglobulie est beaucoup plus lente. La différence entre le nombre des globules du corps à l'état sain ou malade est très considérable : 60 au lieu de 120, dit M. Andral. Enfin, d'après le même savant, les globules, dans l'état morbide, deviennent plus petits, comme brisés.

—

Nous venons de donner un aperçu rapide, quoique cependant assez complet, de la composition du sang et des modifications qu'il peut subir, mais cela ne suffit pas.

Quand on visite un beau monument, on se demande d'abord quels sont les matériaux qui ont servi à sa construction et la façon dont ces matériaux ont été transportés et employés. Nous allons suivre la même marche, car nous ne connaissons pas d'œuvre plus admirable et plus digne de nos méditations que le corps humain.

LA CIRCULATION DU SANG

CHAPITRE III

La circulation du sang

Puisque nous sommes déjà fixés sur la composition des éléments qui servent à reconstituer incessamment notre être, tâchons de savoir maintenant comment chacun d'entre eux vient se ranger à sa place respective.

Dans un pays bien gouverné, dont la civilisation est avancée, il existe un système de communications, chemins vicinaux, routes, chemins de fer, canaux, etc., qui permettent le transport facile des objets de la consommation générale. Toutes ces routes, tous ces chemins partent en général d'un point plus important, la capitale de l'État. Le gouvernement se trouve donc en communication avec les différentes parties de la contrée par des voies plus ou moins nombreuses.

Pris dans ce sens, le corps de l'homme est l'État le plus parfait qu'on puisse imaginer. Il existe de nombreuses routes entre la capitale, que nous appellerons : cœur, et les différentes provinces de notre être. Les canaux s'appellent vaisseaux, les aliments ou marchandises charriées sont représentés par le sang.

Le cœur est un muscle à peu près de la grosseur du poing. Il est séparé intérieurement en deux parties; partagées chacune en deux cavités, appelées l'une ventricule et l'autre oreillette. Le cœur présente donc deux ventricules, l'un droit ou pulmonaire, l'autre gauche ou aortique, et deux oreillettes.

C'est cet organe qui constitue le centre de la circulation. Il projette dans les artères le sang, qui s'engage ensuite dans les veines et revient enfin à sa source par un trajet distinct du premier.

On peut comparer la circulation du sang à un système de voies ferrées qui partiraient d'un point commun (Paris, par exemple) par un seul tronc, puis qui se subdiviseraient en une multitude de lignes secondaires, reliées à d'autres lignes secondaires, dépendant à leur tour d'un tronc plus important aboutissant aussi à la capitale.

Que se passe-t-il en effet dans notre corps ? Le sang, d'un rouge éclatant, est projeté dans l'aorte par les contractions du ventricule gauche. Il parcourt rapidement toutes les divisions et subdivisions du système artériel. Là il abandonne tous ses principes nutritifs et, de rouge qu'il était, devient noir et de plus en plus noir. Les dernières subdivisions des artères communiquant avec les dernières subdivisions des veines, le sang noir pénètre dans ces petits vaisseaux, de là dans les veines, dites veines caves, et retourne enfin dans le cœur par l'oreillette droite.

Que devient, nous demandera-t-on, ce sang noir impropre à la nutrition ? La prévoyante nature se charge de le régénérer. De l'oreillette droite, il passe dans le ventricule correspondant et, de là, pénètre dans les poumons où, au contact vivifiant de l'air, il reprend sa belle couleur rouge. Mais il revient bientôt au cœur par les veines pulmonaires qui le ramènent à l'oreillette gauche, d'où il passe au ventricule pour alimenter le corps à nouveau.

Une chose a probablement frappé le lecteur dans cette rapide esquisse; c'est la coloration et la décoloration du sang, la couleur différente du sang artériel et du sang veineux.

C'est l'oxygène qui entre, comme on le sait, dans la composition de l'air, qui possède la propriété de transformer ainsi le sang noir en sang rouge.

Il est facile d'en faire l'expérience. Prenez du sang noir, mettez-le dans un flacon, agitez pendant quelques instants au contact de l'air et vous le verrez devenir rapidement d'un rouge très vif.

On comprendra dès lors que, toutes choses égales d'ailleurs, le sang deviendra d'autant plus rouge, partant d'autant plus apte à remplir ses fonctions, que la quantité d'air apportée sera plus considérable, c'est-à-dire que la respiration sera plus active.

LA RESPIRATION

CHAPITRE IV

La respiration

Ceci nous conduit à dire quelques mots sur cette nouvelle fonction : la respiration.

La respiration consiste dans l'absorption et l'expulsion simultanées de gaz venus du dehors et des gaz produits dans l'organisme. Chaque mouvement respiratoire est composé de deux temps ; celui par lequel l'air est introduit dans les poumons et celui par lequel il est rejeté au dehors. La respiration emprunte à l'air ambiant 1ᶜ,183 d'oxygène par heure et par chaque kilogramme du poids de chaque individu. Elle rejette un volume à peu près égal de gaz acide carbonique. Cette quantité varie du reste, selon la capacité thoracique, c'est-à-dire selon la surface plus ou moins vaste que le thorax présente aux poumons.

Pour chaque 10 centimètres d'augmentation du périmètre thoracique, le degré de dilatation circulaire des poumons s'accroît de 2 centimètres.

—

Ces faits sont significatifs. La force d'un organe étant proportionnelle à sa vitalité, il est évident que plus les diverses fonctions de notre organisme se trouveront favorisées, plus on aura de mouvement, plus on aura de force et plus aussi de santé.

Il est donc de première nécessité de chercher à agrandir la cage thoracique : il n'y a pour cela qu'un seul moyen, mais il est infaillible : c'est d'exercer les muscles qui font mouvoir cette partie de notre corps.

On permettra ainsi aux poumons, qui ne demandent pas mieux, de s'étendre, de se dilater et, par conséquent, de recevoir une plus grande quantité d'air. Par suite, on activera la transformation du sang noir en sang rouge, et du sang veineux en sang artériel.

—

L'exercice des membres thoraciques est utile à tout le monde, mais c'est une question de vie ou de mort pour les personnes qui, par profession ou par habitude, se tiennent constamment dans une attitude contraire au libre développement de la poitrine. C'est une question de vie ou de mort, disons-nous, car le rétrécissement thoracique, suite nécessaire, fatale de cette négligence, produit la phthisie, c'est-à-dire le trépas plus ou moins rapide.

Occupons-nous donc sérieusement des fonctions de nos poumons. Une seconde raison, du reste, aussi impérieuse que la première, suffirait pour nous convaincre de cette nécessité, c'est que les poumons doivent avoir une étendue suffisante pour pouvoir fournir au sang l'air dont il a besoin. Il faut au sang de l'air en quantité, c'est-à-dire de l'oxygène, de l'oxygène et encore de l'oxygène. C'est, en effet, en se combinant avec le sang que l'oxygène produit ce qu'on nomme la chaleur animale.

—

Une cheminée, chacun sait cela, fonctionne d'autant mieux que la prise d'air est plus forte, c'est-à-dire qu'en un temps donné, elle peut attirer vers son foyer une plus grande quantité d'oxygène. Il en est de même de notre organisme : plus il absorbe d'air, mieux il fonctionne. Plus la respiration est active, plus la combustion des matériaux est complète, et plus rapidement se forment les globules. Or, les globules sont, si nous pouvons parler ainsi, les œufs, les éléments primordiaux de notre être, puisqu'ils se transforment en chair, en os, en moelle, en graisse, etc. — En supprimant leur formation ou en la ralentissant, on supprime ou on ralentit donc en même temps le renouvellement de l'être. Et le renouvellement incessant de l'individu étant la condition même de son existence, on peut facilement entrevoir les graves conséquences de ce ralentissement.

—

Qu'arrive-t-il encore si l'oxygène n'est pas absorbé en quantité suffisante ? Les globules blancs ne sont pas transformés en globules rouges et le sang noir a toutes les peines du monde à devenir du sang rouge. D'un autre côté, l'acide carbonique, que l'oxygène doit chasser, reste en dissolution dans le sang et devient lui-même, en s'accumulant, un obstacle à la pénétration de l'oxygène.

Résultats : circulation imparfaite, par conséquent nutrition imparfaite, d'où : l'anémie.

L'ANÉMIE

CHAPITRE V

L'anémie

Qu'est-ce donc que cette maladie à la fois si fréquente et si terrible, qu'on a appelée la *malaria* des grandes villes ? C'est tout simplement une diminution des globules dans la composition du sang.

La moyenne normale des globules est de 127 sur 1000. L'abaissement de ce nombre à 112 n'est pas incompatible avec l'état de santé, quoiqu'il soit souvent le point de départ de maladies graves; mais à 80, la maladie se déclare franchement.

Les symptômes essentiels de l'anémie sont la décoloration de la peau et l'affaiblissement général.

Personne n'ignore que, pour faire une omelette, il faut non-seulement des œufs, mais encore du feu.

De même un fumeur ne s'aviserait jamais de poser son cigare allumé sur la table, dans l'espérance qu'il produirait seul cette fumée qui l'enivre et le réjouit.

Sans doute, dira-t-on, ce sont là des vérités qu'aurait pu signer M. de la Palice, et il faudrait être insensé pour être d'un avis contraire.

Eh bien, ce qui semble si naturel, si évident, il arrive tous les jours qu'on l'oublie ou le dédaigne comme une absurdité, et cela, non pas dans des cas de peu d'importance, non pas pour des affaires de cuisine, de plaisir, mais quand il s'agit de la santé, de la vie.

En effet, si vous ingérez dans votre estomac plus d'aliments que n'en demandent vos organes, ceux-ci refusent de les broyer, de les déchirer, de les réduire en bouillie, d'en faire du sang enfin.

—

Autre comparaison.

Achèterez-vous un habit, si votre garde-robe est bien garnie? Non. Eh bien! ce que vous faites par réflexion, vos membres le font en quelque sorte fatalement, obéissant en cela à des règles immuables; car, qu'arrive-t-il si vous transgressez cette loi? Vos organes, n'éprouvant aucun besoin, ne cherchent pas à s'assimiler les aliments que vous avez absorbés. Ces aliments arrivent dans vos viscères sans avoir été digérés et en sont laborieusement expulsés sans que leur passage dans votre corps lui ait profité en quoi que ce soit.

Le mal ne serait pas grand si l'effet des aliments inutiles était purement négatif. Mais il est une loi générale
qu'il ne faut pas perdre de vue, c'est que dans l'économie
corporelle, aussi bien que dans l'économie civile : *Tout
ce qui n'est pas utile est nuisible*. Cela est palpable.
Si vous chargez vos poches outre mesure, elles se rom-
pent. Si vous chauffez trop une machine à vapeur, elle
éclate. Votre estomac ne se brise pas, il est vrai, mais
il peut devenir le siége d'une inflammation, vos intes-
tins aussi.

—

Tout le mal ne se borne pas là. L'atonie des organes
a encore d'autres effets. Les meilleures machines, lorsqu'elles ne fonctionnent pas, se détériorent et s'usent
beaucoup plus rapidement que celles dont on se sert mo-
dérément chaque jour.

Pensez-vous donc que la machine humaine, cette machine si merveilleuse et si parfaite, puisse échapper à cette
loi ?

Vos muscles, n'agissant pas, n'ont pas besoin d'ali-
ment ; ne dépensant rien, ils n'ont rien à regagner.
Votre respiration, à son tour, devient moins active, car
la respiration, nous l'avons dit, est en raison directe de
la circulation. Vos poumons s'atrophient, vos viscères
s'engorgent, votre santé enfin se trouve gravement
compromise.

Voulez-vous des exemples : jetez les yeux autour de
vous parmi les personnes mêmes qui vous entourent,

—

Quelle différence n'y a-t-il pas dans la physionomie des femmes du monde selon qu'on les observe au commencement ou à la fin de l'hiver? Les traits fatigués, le visage amaigri, dénotent la souffrance ; le teint s'est bistré, la peau a perdu son éclat et sa fraîcheur ; à l'incarnat naturel que rien n'imite, encore moins ne remplace, on a substitué je ne sais quelle peinturlurade malsaine dont l'emploi répété aggrave encore le mal qu'il voudrait guérir ou dissimuler. Cette femme, qui, au commencement de l'hiver, à son retour de la campagne, où elle s'est livrée à des exercices salutaires, où elle a respiré l'air pur des bois et calmé ses nerfs par la vue des grands spectacles de la nature, était resplendissante de fraîcheur et de santé, aujourd'hui peut à peine mouvoir ses membres fatigués ; le moindre effort l'irrite, la moindre fatigue l'accable.

Vapeurs de jolie femme! Manies! dit-on. Non, répondrons-nous, faiblesses et souffrances, suites naturelles de sa manière de vivre. Il est arrivé à cette femme ce qui devait nécessairement lui arriver. Elle a, suivant une expression vulgaire, mais vraie, plus d'eau que de sang. Une mort lente et certaine serait le résultat infaillible de cette existence toute faite de fièvres et de surexcitations morbides, si la saison d'été ne ramenait périodiquement la campagne et les exercices.

—

Est-ce à dire pour cela que tout danger soit écarté?

Personne n'admettra que deux mois de vie au grand air, deux mois d'excursions dans les champs ou sur les galets de la Manche puissent contre-balancer une vie d'incurie de toute une année. Non, cela ne peut être tout au plus qu'un palliatif.

Un exercice méthodique, continu, est nécessaire, indispensable. Une gymnastique raisonnée et individuelle, c'est-à-dire appliquée à chacun selon son sexe, son âge, son tempérament, sa force, sa condition sociale, ses besoins, est le seul remède à cette funeste maladie qui s'appelle l'anémie.

Funeste, en vérité, cette maladie qui fait plus de victimes que la peste ou le choléra. Funeste et d'autant plus funeste que rien n'annonce d'abord sa présence. Ce n'est que lorsqu'elle a déjà depuis longtemps pris domicile chez vous, qu'elle commence à être soupçonnée. On s'étonne alors et on s'inquiète de l'accablement qui suit le moindre effort et la marche la moins prolongée. La préoccupation naît des palpitations brusques et violentes que cause la moindre fatigue, la moindre émotion, le moindre bruit inattendu. Plus tard, surviennent les troubles digestifs et tout le cortége des accidents nerveux à formes si multiples.

—

Hommes et femmes, jeunes et vieux, sont également sujets à ce mal, qui devrait répandre la terreur ; mais les femmes surtout y sont exposées. Les unes, enchaînées par les lois de la nécessité, passent leur vie assises, agitant seulement une aiguille ; les autres, soumises à l'inaction parce qu'elles se croiraient déshonorées si leurs mains délicates touchaient à un travail quelconque, ne sortent que vers le soir, lorsque le soleil est déjà couché, pour faire une promenade nonchalante à la chaude et malsaine clarté du gaz, et dans l'atmosphère confinée, viciée par la triple combustion des lumières, des poitrines haletantes et des respirations cutanées des innombrables habitants des grandes cités.

Nous pourrions dire la même chose de vous, hommes de cabinet, gens de lettres, peintres, négociants, banquiers, avocats, etc. « Être longtemps assis courbé sur un bureau, a dit un médecin célèbre, souvent la tête en feu et les pieds glacés, se lever, se rasseoir, quitter sa plume, la reprendre, la ronger, tantôt s'épanouir et tantôt contracter brusquement les traits de son visage, s'animer, se calmer, s'arrêter de nouveau automatiquement ; telle est, en général, la situation d'un homme qui médite et veut exprimer sa pensée. »

—

Mais, nous répondrez-vous, nous faisons de l'exercice, nous nous promenons le soir, nous jouons au billard ! Croyez-vous donc que cette somme de mouvements soit suffisante pour entretenir votre santé ? Pensez-vous qu'elle puisse suffire pour vous préserver des infirmités précoces ? Non, mille fois non. En agissant ainsi, vous ne remplissez qu'imparfaitement les premiers de vos devoirs : ceux que vous vous devez à vous-mêmes. Certes nous ne venons pas vous demander de changer complétement vos habitudes. Nous savons faire la part des exigences de la vie moderne. Ce que nous vous demandons instamment, dans l'intérêt de votre santé et de votre bonheur ici-bas, c'est une heure tous les deux jours, une heure prise sur le temps que vous passez dans l'atmosphère méphitique du cercle ou de l'estaminet, une heure pendant laquelle vous vous livrerez à des exercices réparateurs ; nous vous demandons moins encore, une demi-heure, une demi-heure trois fois par semaine. Est-ce trop?

Les effets de ce régime vous surprendront. Vos couleurs pâles disparaîtront pour faire place à l'incarnat de la santé. Vos troubles stomacaux cesseront comme par enchantement. La circulation se fera régulièrement ; vos muscles se développeront ; votre respiration sera plus aisée, plus profonde ; votre poitrine s'élargira, et bientôt, si à l'exercice vous joignez quelques bonnes frictions à l'eau froide et au besoin quelques douches, vous n'aurez plus rien de commun avec le spectre anémique qui se mourait dans vos bureaux.

—

La gymnastique, en effet, c'est le mouvement imprimé à tous les membres, à toutes les parties du corps, c'est l'activité communiquée à toutes ses fonctions et par conséquent aux phénomènes divers dont notre sang est le siége : c'est la dépense, la combustion augmentées, les recettes, c'est-à-dire l'assimilation prodigieusement activée.

Avec un exercice méthodique, plus de crainte de malaises ni de maladies. Aucun des hôtes de votre corps n'y résidera sans payer son écot. Les aliments laisseront à vos organes la somme de matières nutritives dont ceux-ci ont besoin. Ni plus ni moins.

Plus d'anémie par conséquent ; car l'anémie n'étant que le résultat d'une assimilation imparfaite, l'anémie disparaîtra si vous en supprimez la cause. Plus de phthisie, plus d'asthme, plus de bronchite ; car le rétrécissement de la cage thoracique, et par suite le mauvais fonctionnement des poumons provenant d'une respiration insuffisante, les maladies de poitrine ne peuvent atteindre ceux qui respirent suffisamment et librement.

—

Ecoutez ce que dit à ce sujet l'éminent docteur Marchal de Calvi :

« Il est une remarque hygiénique que je veux consi-
« gner ici, parce qu'elle a rapport aux perfectionnements
« de l'espèce et que la conséquence pratique qui en dé-
« coule peut avoir une part notable à ce grand résultat.
« La vie sociale, qui va réduisant de plus en plus l'emploi
« des forces physiques de l'homme, tend aussi à le rendre
« de plus en plus *abdominal*. Un des principaux objets
« de l'hygiéniste doit être de combattre cette tendance
« déplorable et de multiplier dans l'espèce le type tho-
« racique ou montagnard. C'est à quoi tendent merveil-
« leusement tous les exercices qui ont pour but d'agran-
« dir le champ de la respiration. Il résulte de cet agran-
« dissement et du maximum d'hématose qui en est la
« suite nécessaire, une activité, une énergie nouvelle de
« toutes les fonctions. Plus de respiration : plus de char-

« bon brûlé, plus de chaleur, plus de transpiration, plus
« d'activité dans la décomposition, moins de vieux maté-
« riaux dans l'économie, plus de jeunesse et plus de force
« partout. Les habitants des villes en général, les femmes
« surtout, j'entends dire : *les femmes du monde*, ne
« respirent pas et ne transpirent pas assez. Aussi, que de
« maladies de la peau, que de douleurs névralgiques,
« musculaires, articulaires, sont le partage de ces per-
« sonnes tristement privilégiées, qui vivent dans l'oubli
« le plus impérieux de leur être physique, imprégnées
« sous une couche de fard, des matériaux vicieux aux-
« quels leur nonchalance ferme toute issue ! »

LES OS

CHAPITRE VI

Les os

Nous avons dit que les aliments digérés se convertis-
sent peu à peu en sang ; nous savons aussi ce qu'il faut
faire pour conserver à ce fluide toutes ses qualités. Si
nous insistons encore sur cette question du sang, c'est
qu'il n'y a pas dans tout le corps un seul coin, un seul
recoin où ne pénètre et n'agisse ce liquide réparateur. Les
parties mêmes de notre être qui nous paraissent les plus
indépendantes sont constamment entretenues et renouve-
lées par le sang, ainsi que nos lecteurs vont le voir dans
ce que nous allons dire sur les *os*.

L'os se compose de deux parties : la substance osseuse
et la substance cartilagineuse.

Cela peut sembler extraordinaire à première vue qu'une
matière si dure contienne une partie cartilagineuse, c'est

à-dire une partie souple, flexible, élastique. Il est cependant facile de se rendre compte de ce phénomène au moyen de l'expérience suivante :

(Il faut que l'on sache d'abord que l'acide chlorhydrique dissout la substance osseuse et n'attaque pas le cartilage.) Mettez un os dans un bol rempli de cet acide, vous aurez au bout de quelques instants un tissu spongieux qui sera le tissu cartilagineux.

—

Ce que vous pouvez ainsi expérimenter sur un os mort, vous pouvez l'examiner tous les jours sur un individu vivant. Dans le jeune âge, en effet, tout ce qui est destiné à former plus tard les os, est encore gélatineux. Vous n'avez qu'à mettre le doigt sur le sommet de la tête d'un petit enfant, vous le sentirez céder sous la pression que vous exercez ; c'est que les os du crâne ne sont pas encore complétement formés et qu'ils sont réunis seulement par ce que la science appelle des fontanelles.

Le tissu cartilagineux, s'il est très élastique, n'est pas des plus solides ; mais il convient parfaitement à l'enfant dont les mouvements naturels et spontanés empruntent fort peu à la force de résistance. De même qu'une balle lancée à terre peut rebondir sans éprouver de lésion, de même l'enfant n'a pas grand'chose à craindre d'une chute ; mais de même aussi qu'une traction vigoureuse exercée sur la balle peut la désagréger, un violent effort extérieur peut être mortel à l'enfant.

—

En butte à toutes les influences, à tous les chocs, à toutes les surprises matérielles, obligé de réaliser sans cesse de grands efforts physiques, l'homme a besoin d'une ossature vigoureuse sur laquelle puissent s'appuyer et agir sans danger les muscles, ces puissants leviers. La nature devra donc venir en aide à notre faiblesse et solidifier ce qui est encore si peu résistant. Elle parvient à ce résultat ; devinez avec quoi ? encore avec les globules, encore avec le sang. Nous avions raison, on le voit, d'insister sur les phénomènes qui président à la formation de cette liqueur si précieuse.

—

Et maintenant, il faut que nous réparions un oubli. Nous vous avons expliqué la composition du sang, mais nous avons omis de vous dire qu'il contient encore de nombreux sels, du phosphate, du carbonate de chaux, etc.

Savez-vous à quoi servent ces sels ? A produire votre tissu osseux. Le sang, en effet, pénètre dans les os ; ceux-ci, comme du reste tous les organes vivants, ont la propriété de saisir au passage et de s'assimiler les éléments nécessaires à leur entretien. Ils s'emparent donc de ces sels, surtout du carbonate, et bientôt, dans le tissu cartilagineux, apparaissent un, puis deux, puis enfin d'innombrables petits points noirs, dits points d'ossification. Ces points s'étendent et bientôt envahissent tout le tissu cartilagineux.

Si vous désirez vous en convaincre, prenez un os et

jetez-le dans le feu : la gélatine brûlera, la substance calcaire se conservera intacte.

—

C'est entre vingt et vingt-cinq ans que la solidification est terminée; c'est là aussi le terme de la croissance.

Il ne faut pas croire que les os, une fois formés, subsistent indéfiniment. Pas plus que les autres parties de notre corps, les os ne sont immuables; ils changent et se renouvellent incessamment. Une expérience bien curieuse a été faite qui nous en fournit la preuve :

On a nourri avec de la garance des porcs qu'on a tués après plusieurs semaines de ce régime; leurs os avaient pris la couleur de la garance. Si l'on ne persévère que quelques jours, les os ne sont rouges qu'extérieurement; bien plus, si on alterne l'alimentation de la garance avec d'autres aliments, la coloration de l'os alterne de même.

Les os participent donc à la vie générale. On peut par conséquent activer ou ralentir leur vie.

—

L'exercice, là encore, intervient utilement. En activant la circulation générale du sang, il favorise par cela même le renouvellement continuel du système osseux; il donne, en un mot, au squelette, toute la force, toute la résistance désirables. Et chacun sait que lorsque les murs de fondation sont solides, l'édifice se maintient longtemps.

Ce que nous venons de dire montre aussi à quelle époque de la vie il faut surtout s'occuper de la consolidation du squelette. Le jeune âge, même l'âge adulte jusqu'à vingt-cinq ans environ, sont les plus favorables à ce travail; c'est à ce moment en effet que la vie est la plus active; c'est en un mot l'âge d'or pour les os. Plus tard, ce qu'on fera dans ce but ne sera jamais qu'un palliatif.

LES ARTICULATIONS

CHAPITRE VII

Les articulations

On comprend maintenant l'influence si importante que l'exercice peut avoir sur le développement du squelette. Ce n'est pas seulement lorsqu'il s'agit de l'ensemble de la partie osseuse, mais encore quand on considère chaque pièce en particulier, qu'apparaît la nécessité du mouvement. Vous êtes-vous déjà demandé pourquoi, dans les gares de chemins de fer, il existe un service spécial pour ce qu'on appelle le *graissage*? A chaque station, on voit des hommes accourir, un pot de graisse à la main, pour remplir certains petits récipients placés de distance en distance sur toute la longueur du train. Cette graisse est indispensable pour humecter les différentes articulations de la locomotive et des wagons, qui, sans cela, ne joueraient pas. Le corps humain de même a ses articulations. Si on ne les huile pas, elles deviennent bientôt incapables de fonctionner.

Chacun de vous a pu remarquer qu'après un long silence la bouche devient sèche, qu'après un long repos, une maladie par exemple, les jambes refusent de marcher, etc. C'est que ces organes manquent d'huile. Graissez-les, et vous les verrez bientôt reprendre leur souplesse primitive.

— Les graisser! c'est parbleu bien facile à dire, ne manqueront pas de s'écrier bon nombre de nos lecteurs, mais comment introduire cette graisse? Faut-il procéder comme les hommes d'équipe pour la locomotive?

— Non, messieurs, non, la nature a pourvu au jeu des divers organes; il existe dans le corps des boîtes, de petites poches, de petites glandes où se fabrique la graisse : ce sont les synoviales; et comme dans toute fabrique la production est en raison directe du travail, plus vous mettrez vos articulations en mouvement, c'est-à-dire, plus vous vous servirez des os compris entre ces synovies, plus vous produirez d'humeur synoviale.

—

Les articulations que l'on n'exerce point, au bout de quelque temps, se dessèchent, ou plutôt, le liquide qui les lubrifiait s'épaissit et des désordres graves en résultent. Les deux cartilages s'enflamment lentement, se gonflent, se réunissent et de mobiles deviennent immobiles : c'est ce qu'on nomme *ankylose,*

C'est une affection très fréquente, surtout après les longues maladies où l'immobilité d'un membre a été exigée. Pour parer à cela, les médecins ordonnent, quand ils le peuvent sans inconvénient, des mouvements plus ou moins prolongés qui paraissent souvent inutiles au malade. Mais qu'il ne manque pas de les exécuter, quelque difficultueux qu'ils soient, s'il veut échapper à l'ankylose.

—

Les exercices des articulations doivent être variés selon la disposition de chacune d'elles, et, pour qu'ils soient utiles et sans danger, il faut les diriger dans le sens qui leur est propre. Les articulations du cou, par exemple, s'accommoderaient fort mal du mouvement que réclament celles de la jambe.

Il est enfin nuisible d'exercer avec excès les articulations de tel membre, en négligeant toutes les autres ; car là où l'harmonie est détruite, la maladie commence, et l'abus de certains mouvements, comme celui du vélocipède, par exemple, peut produire une inflammation grave.

La gymnastique, à notre avis, peut seule coordonner les mouvements de façon à ce qu'ils soient le plus avantageux à l'économie entière ; seule aussi elle indique les règles nécessaires au libre fonctionnement de toutes les parties du corps.

LA COLONNE VERTÉBRALE

CHAPITRE VIII

La colonne vertébrale

La colonne vertébrale, que l'on appelle aussi rachis, constitue en quelque sorte l'axe du corps humain ; c'est elle qui supporte tout l'édifice d'os et de muscles dont il est composé. Son rôle est très important surtout quand on considère, comme nous le faisons, d'après les savants les plus autorisés, la tête comme une continuité ou plutôt comme la partie supérieure et maîtresse de l'épine dorsale. Ne doit-on pas, en effet, la considérer comme la reine de notre être, cette colonne merveilleuse d'où partent les filaments nerveux qui viennent transmettre ses ordres aux extrémités les plus éloignées de son royaume !

L'importance du rachis nécessite donc que nous nous en occupions d'une façon assez sérieuse. Mais nous en parlerons, non pas au point de vue de l'anatomiste qui se contente de décrire cet organe, ni même au point de vue du physiologiste, qui ne recherche que la connaissance de ses fonctions dans l'organisme, nous en parlerons surtout au point de vue des mouvements et des modifications de forme dont il est susceptible.

La colonne vertébrale se compose de vingt-quatre vertèbres et de deux os formant par leur réunion une tige osseuse destinée à supporter la tête; cette tige est d'une hauteur variable suivant les sujets : chez l'adulte elle mesure généralement de 80 à 90 centimètres.

Les vertèbres ont été partagées en plusieurs régions ; chaque région offre des caractères distincts, et même dans chacune, les vertèbres ne sont pas absolument identiques.

Elles sont réunies par un tissu mi-fibreux, mi-cartilagineux, appelé le fibro-cartilage. Le fibro-cartilage est très élastique, aussi les vertèbres se dépriment-elles facilement. Cette propriété est bien connue, et pendant longtemps nos conscrits en ont profité. Avant de paraître devant le Conseil de révision, ceux qui ne dépassaient la mesure réglementaire que de fort peu ou qui l'atteignaient à peine, restaient un ou même plusieurs jours sans se coucher. Le tissu se rétrécissait, et ils n'avaient plus le minimum de la taille. Mais cette fraude ne tarda pas à être découverte, et aujourd'hui, en vertu d'une circulaire assez récente, les conscrits n'atteignant pas complétement la taille réglementaire peuvent être dirigés sur un corps d'armée, quitte à être réformés plus tard.

—

Mais revenons à la colonne vertébrale. Elle est placée verticalement et présente plusieurs courbures. Bichat, l'illustre chirurgien, prétendait que plusieurs de ces courbures provenaient de l'usage exclusif de certains membres. De graves discussions se sont élevées à ce sujet. Laissons discuter ces bons savants qui ont tant de peine à s'entendre, et continuons.

Les vertèbres ont la forme d'un anneau dont l'ouverture est nommée trou vertébral. Il résulte de la succession de tous ces trous une longue cavation, appelée canal rachidien. Au-dessous de la masse vertébrale qui entoure ce canal se présentent des éminences appelées apophyses.

Notre intention, nous l'avons déjà dit, n'est pas de faire un cours d'anatomie; nous allons donc tout simplement décrire les vertèbres qui sont mises en action dans les divers mouvements.

—

Vous êtes-vous jamais demandé comment il se fait que vous puissiez tourner la tête avec tant de facilité et savez-vous que, rien qu'en exécutant ce mouvement, vous faites une chose merveilleuse? Savez-vous qu'en mouvant la tête vous courez mille dangers de mort, et qu'il ne se passe pas; par conséquent, un instant que vous ne soyez exposé à passer de vie à trépas?

Quand nous imprimons à notre tête un mouvement circulaire, ce n'est pas elle qui pivote. Elle est posée solidement dans deux échancrures assez profondes, qui se trouvent dans la première vertèbre du cou. Les mouvements que nous lui faisons exécuter ont lieu à la base de cette vertèbre qui tourne à notre volonté, mais qui nous jouerait un bien vilain tour si elle nous refusait tout à coup son service.

Pour répondre à ces exigences, il a fallu que cette vertèbre fût construite d'une façon particulière. C'est un anneau, pour ainsi dire, qui peut tourner facilement sur la vertèbre suivante. Celle-ci, appelée axis, présente, en effet, un petit cylindre osseux qui reçoit l'extrémité du crâne, et fait pour ainsi dire les fonctions de cheville. Des exercices nombreux, sinon variés, doivent donc être faits avec la première vertèbre. Tourner la tête dans tous les sens est fort utile, ne serait-ce que pour empêcher toutes ses parties de se rouiller; mais ces mouvements de la tête ont encore un autre but sur lequel nous reviendrons plus tard.

—

Les cinq dernières vertèbres de la région du cou (car vous savez que cette région en a sept dont nous avons déjà fait connaître les deux premières : l'atlas et l'axis) ne présentent rien de particulier. Elles n'en sont pas moins utiles. Elles sont mobiles et par conséquent intéressent encore le gymnaste. Leurs apophyses sont peu développées et taillées en biseau, ce qui rend leurs mouvements plus aisés.

Les vertèbres de la région du dos, au nombre de douze, sont moins mobiles tant elles sont enchevêtrées les unes dans les autres : mais les cinq dernières sont d'une flexibilité prodigieuse qu'on entretient et qu'on augmente par la gymnastique. Les acrobates les ploient d'une façon remarquable, et sans vouloir devenir jongleur il est bon de pouvoir courber et redresser le dos avec facilité. (Il est bien entendu que nous ne parlons ici qu'au point de vue physique !)

Nous ne ferons mention que pour mémoire des autres vertèbres ; de celles des reins, du sacrum et du coccyx, noms terribles, mais qui ne désignent autre chose que la réunion de plusieurs vertèbres soudées intimement.

La colonne vertébrale prise dans son ensemble est sujette à de nombreuses et graves difformités. La gymnastique est capable sinon de les guérir toutes, du moins d'en guérir la plupart et de les modifier toutes favorablement, surtout lorsqu'on a affaire à un sujet jeune, c'est-à-dire lorsque le squelette n'est pas encore complètement ossifié. Mais encore là une gymnastique rationnelle, une gymnastique scientifique est nécessaire, plus que nécessaire, indispensable. — Avec un système de mouvements combinés avec prudence et discernement, on arrive à des résultats qui tiennent du miracle.

LES MEMBRES

CHAPITRE IX

Les membres

Dans les membres, les os jouent un rôle des plus important. Ils sont comme le noyau autour duquel viennent se grouper muscles et nerfs, qui sans eux, ne pourraient se soutenir.

Les os des membres supérieurs ressemblent beaucoup aux os des membres inférieurs. Chez certaines personnes déshéritées, cette ressemblance est poussée tellement loin que vous reconnaîtriez difficilement les pieds des mains. L'histoire du sauvage du Var est trop connue pour que nous la répétions ici, et on a vu de nombreux exemples d'enfants marchant avec les mains aussi facilement qu'avec les pieds, et tellement habitués à cette manière de se mouvoir qu'on eut toutes les peines à les en déshabituer.

Ce que nous dirons donc des bras et des mains s'appliquera également aux membres de la partie inférieure.

Parlons d'abord du bras.

—

Les bras peuvent à tous les points de vue être appelés membres supérieurs, car il est d'observation générale, ainsi que toutes les mères ont pu le remarquer, que les jambes des enfants sont encore incapables dè les porter, alors que leurs bras sont déjà très forts, comparativement bien entendu. Voilà l'effet ; quant à la cause, elle est dans ce que le pied, ou plutôt les os du pied, chez l'enfant, sont encore à l'état cartilagineux quand ceux de la main sont complètement formés.

—

Le bras est attaché à l'épaule où, ce qui est plus exact, aux os qui forment ce qu'on appelle épaule : à l'omoplate et à la clavicule. Cette partie du squelette ayant de nombreux mouvements à exécuter, la nature doit l'avoir disposée en conséquence. En effet, l'omoplate présente une cavité destinée à recevoir l'os du bras ; et comme elle accompagne ce dernier dans tous ses mouvements, elle doit être fixée solidement il est vrai, mais aussi de façon à ne les gêner en rien.

Aussi cet os, au lieu d'être attaché à la colonne vertébrale par une capsule fibreuse, y est lié par des muscles ; mais, de peur sans doute que cela ne suffise pas, la nature a créé la clavicule.

La clavicule s'articule d'un côté avec le sternum, cet os plat qui se trouve au milieu de la poitrine, de l'autre avec l'omoplate ; elle est simplement destinée à maintenir l'omoplate et à garantir la poitrine des chocs trop violents que cet os pourrait lui imprimer.

—

Je veux m'arrêter ici pour donner un conseil qui sera bien accueilli, je l'espère, surtout des dames.

Entre l'omoplate et la clavicule, se trouve une petite surface remplie seulement par les muscles. Quand ceux-ci viennent à manquer, il se forme là un creux très disgracieux appelé salière, un nom bien caractéristique !

Eh bien ! ce creux, il serait facile de le combler rien qu'avec un peu d'exercice, précisément de ces parties. Au bout de quelque temps, l'affreuse salière aurait complétement disparu.

—

Revenons à la clavicule, car cet os est très important. Il a, en effet, encore une autre fonction : c'est de tenir le bras écarté du corps et de lui servir d'appui, quand on fait le mouvement de se croiser les bras.

La clavicule est plus longue chez la femme que chez l'homme. Il en résulte que la femme peut mieux croiser les bras que l'homme (faculté dont elle use, du reste, très largement); mais aussi, chez l'homme, les mouvements sont à la fois plus lestes et plus énergiques !

Le bras, qui exécute les mouvements, n'est pas formé d'une seule pièce, comme on peut s'en convaincre par la simple inspection de ce membre.

De l'épaule au coude, du coude au poignet, du poignet aux doigts, il y a bien trois parties; elles s'appellent, en langage scientifique comme en langage vulgaire, le bras, l'avant-bras et la main.

—

Le bras est formé par un seul os : l'humérus, rond vers l'épaule, plus large en bas. La partie supérieure ou tête de l'humérus est reçue dans une cavité creusée dans l'omoplate, qui du reste ne la serre qu'imparfaitement, pour lui laisser le plus de liberté possible. Les mouvements sont encore facilités par cette circonstance que la gaine fibreuse qui entoure la tête de cet os est très large : tellement large que le bras et l'épaule peuvent être tirés en sens contraire, jusqu'à une certaine limite bien entendu, sans se rompre. La tête de l'humérus est alors entièrement libre et n'est plus soutenue que par les muscles, soutiens fermes il est vrai, mais qui ne sauraient résister à un choc, à une chute violente. La déviation connue sous le nom d'épaule démise, n'est que la conséquence d'un accident de ce genre.

L'humérus est très solidement attaché, à son articulation du coude ; là ce n'est plus la tête, mais une poulie qui le réunit à un autre os, le cubitus. Grâce à cette disposition, l'avant-bras joue facilement sur le bras, ainsi que nous en faisons chaque jour l'expérience.

L'avant-bras cependant ne peut prendre toute espèce de positions ; une limite lui est assignée par l'olicrâne, située à la partie supérieure du cubitus.

Mais qu'est-ce donc que le cubitus, dont le nom s'est déjà présenté plusieurs fois sous notre plume ?

C'est un des os, car il y en a deux, qui forment l'avant-bras. Avec le radius, il constitue cette partie de notre être si mobile et si nécessaire. Les deux os lui donnent de la résistance, et permettent à la main de se mouvoir facilement dans tous les sens. Le poignet est en effet fixé solidement au radius de façon que, quand nous tournons la main, c'est lui qui fonctionne, tandis que c'est le cubitus qui agit quand nous ployons ce membre.

La main est divisée aussi en trois parties. Le carpe, le métacarpe et les doigts.

Le *carpe*, vulgairement *poignet*, se joint immédiatement à l'avant-bras.

Il est composé de huit os, très irréguliers et en forme de voûte, taillés de manière à pouvoir glisser les uns sur les autres.

Le *métacarpe* vient ensuite former la paume et le dos de la main. Il est composé de cinq os longs et inégaux.

Les doigts sont eux-mêmes formés de trois os, à l'exception du pouce qui n'en a que deux. Le premier de ces os est appelé phalange, le deuxième phalangine, et le troisième qui supporte l'ongle : phalangette.

« Qu'on suppute, dit Buffon, la superficie de la main et des cinq doigts, on la trouvera plus grande, à proportion, que celle de toute autre partie du corps, parce qu'il n'y en a aucune qui soit autant divisée. Ainsi, elle a d'abord l'avantage de pouvoir présenter aux corps étrangers plus de superficie, ensuite ses doigts peuvent s'étendre, se raccourcir, se plier, se séparer, se joindre et s'ajuster à toutes sortes de surfaces. Autre avantage qui suffirait pour rendre cette partie l'organe de ce sentiment exact et précis, qui est nécessaire pour nous donner une idée de la forme des corps. »

Les membres de la partie inférieure étant conformés à peu près de la même manière que les membres supérieurs, nous croyons inutile d'entrer dans de plus longs détails.

Maintenant que nous connaissons les différentes parties du squelette, examinons en quoi l'exercice peut lui être utile. Nous avons parlé des déviations des os, des vertèbres, etc.; nous allons revenir sur ce sujet, dans un chapitre spécial que nous consacrerons à l'orthopédie.

Mais en dehors des difformités ou des déviations de l'épine dorsale, les os n'ont-ils pas besoin d'exercice ? Les hommes d'ailleurs bien conformés pourraient-ils se dispenser de faire de la gymnastique, en ne l'envisageant qu'au point de vue des besoins du squelette ?

Non. — Comme tous les organes, les os, nous l'avons dit, se nourrissent et se renouvellent incessamment. Donc plus la nourriture est abondante et le renouvellement fréquent, plus vigoureuses et plus saines sont les parties constitutives du squelette.

L'exercice donc ne pourra manquer d'exercer une influence des plus favorables au développement et à la solidité des os.

Un autre avantage, c'est que les diverses parties, constamment tenues en haleine, fonctionneront beaucoup mieux : car de même qu'une porte qui roule rarement sur ses gonds s'ouvre et se ferme difficilement, de même les os dont on se sert rarement faiblissent, s'atrophient, végètent ou meurent.

LES MUSCLES

CHAPITRE X

Les muscles

Les muscles, le lecteur l'a déjà remarqué, ont une très grande importance ; leur fonction principale est de faire les ouvrages qui demandent de la force.

Si l'on compare le corps humain à un peuple, on peut dire que les muscles sont les ouvriers, les travailleurs, et que les os sont les instruments divers au moyen desquels ces ouvriers accomplissent leurs fonctions. Les muscles sont donc destinés à faire mouvoir, d'où le nom qu'on a donné à l'ensemble de leur système : l'appareil locomoteur.

Mais les os, me direz-vous, servent bien au mouvement aussi, ils sont donc aussi un appareil locomoteur ? Cela est vrai ; mais les os n'agissent que sous l'influence des muscles, c'est-à-dire passivement, ils sont donc l'appareil

locomoteur passif, tandis que les muscles forment l'appareil locomoteur actif.

—

Comment est constitué un muscle ?

Vous avez déjà vu un petit écheveau de fil ?

Supposez un écheveau formé d'un fil qui va toujours se subdivisant et diminuant d'épaisseur, jusqu'à ce qu'il arrive à une telle finesse que les cheveux de la plus blonde et de la plus idéale fille d'Ève soient, en comparaison, des cordes grossières, et vous aurez l'image d'un muscle.

Les fibres qui le composent peuvent se raccourcir ou s'allonger sous l'influence de la volonté. Sur un ordre du cerveau, le muscle se contracte, l'organe correspondant suit les mouvements que le muscle lui imprime, et c'est ainsi que peuvent s'exécuter les fonctions du système locomoteur.

—

La nature prévoyante a donné à chaque muscle des fonctions spéciales, précises et limitées ; le travail musculaire est, en un mot, classé et réparti dans le corps de tout être vivant, comme le travail industriel dans ces admirables machines que nous avons vu fonctionner à l'Exposition de 1867 et qui, recevant une peau de castor brute, vous rendent en quelques instants un chapeau des plus élégants.

Parmi les muscles, les uns sont chargés d'amener, les autres font le mouvement contraire : ce sont les muscles extenseurs et les muscles fléchisseurs. Le nombre des muscles est aussi considérable que leurs fonctions sont variées ; nous avons en effet les muscles élévateurs, les abaisseurs, les abducteurs, les adducteurs, les rotateurs, qui élèvent les membres, les abaissent, les tirent au dehors, au-dedans, et leur font exécuter des mouvements de rotation.

—

En se contractant, tout le monde l'a remarqué, les muscles se durcissent. Touchez votre bras au repos ; aussi vigoureux que vous soyez, vous le trouverez sinon flasque et mou, tout au moins souple et peu résistant ; contractez-le, les fibres disséminées se pelotonnent en un seul groupe épais, dense, solide, et le biceps se détache saillant et ferme comme une boule d'acier.

Une question se présente alors à votre esprit. Comment après chaque contraction, les fibres de ce muscle, de même que les fils d'un écheveau ne se relâchent-ils pas, et par conséquent n'éprouvent-ils pas de la difficulté à revenir sur eux-mêmes.

La nature a tout prévu. C'est une toile, une espèce de toile rigide, appelée aponévrose, qui est chargée de ce soin. Elle enveloppe les fibres du muscle, le muscle lui-même, et en même temps qu'elle est un organe de solidité, elle sert à établir la communication des muscles avec les os.

Les aponévroses, s'étalant et s'implantant solidement

dans les divers os qui se correspondent, sont d'un grand secours pour le mouvement.

Nous n'avons parlé jusqu'ici que des muscles qui se contractent sous l'influence de la volonté ou des muscles de la vie animale.

Mais il y en a encore d'autres sur lesquels la volonté n'a pas d'action, ou plutôt n'a pas d'action directe, ce sont les muscles de la vie organique. La volonté ne peut les atteindre directement, mais elle y arrive cependant, en agissant sur d'autres muscles qui, eux à leur tour, agissent sur eux.

Les muscles, s'ils sont identiques de composition, n'ont pas tous, ni la même direction, ni la même longueur. Leur direction est en effet tantôt rectiligne, tantôt curviligne. Ils sont, tantôt plus longs que larges, comme ceux des membres, tantôt plus larges que longs, comme ceux de l'estomac, tantôt courts comme ceux de la plante du pied.

La description détaillée de tous ces organes nous entraînerait trop loin; disons brièvement ce qu'ils sont et de quelle matière ils sont formés.

Les muscles ne sont que du sang devenu solide. Un

savant célèbre a dit ces mots : « Le sang, c'est de la chair liquide. » Rien de plus vrai que cette parole.

Faites donc du sang et vous ferez de la chair ; mais comment faire du sang ?

En mangeant bien et en digérant de même.

Mais le moyen d'avoir toujours bon appétit et de toujours bien digérer ?

« Ou vous mangerez moins, ou vous prendrez plus d'exercice ; ou vous prendrez des remèdes, ou vous serez malade, disait nous ne savons plus quel gentilhomme à la duchesse de Portland. »

Le choix n'est pas douteux. De l'exercice, de la gymnastique, messieurs, si vous voulez avoir des muscles vigoureux, une large poitrine, un estomac et des organes sains ; de l'exercice, mesdames, si vous ne voulez pas ressembler à ces squelettes vivants que nous voyons si souvent, hélas ! traînant leurs corps affaiblis sur l'asphalte de nos boulevards.

Nous n'avons pas ici à expliquer l'effet de l'exercice sur les muscles, nous en avons parlé assez longuement à l'article du sang. Qu'il nous suffise de rappeler que plus on fait de mouvements, plus grande est la somme de particules sanguines que l'on s'assimile ; car l'assimilation aussi complète que possible, tel doit être le but, la résultante suprême de toute notre hygiène et de tous nos mouvements.

L'homme doit chercher à s'enrichir par tous les moyens qu'il a à sa disposition. Cette recommandation, il est inutile de la faire dans le monde des affaires.

—Pourquoi donc rencontrons-nous tant de personnes qui semblent croire que leurs muscles peuvent se développer sans exercice; et, dernière aberration de l'esprit, que moins elles agissent, plus elles gagnent en énergie et en vigueur. De cette façon, disent ces gens naïfs, nous ne perdons rien, nous n'avons donc rien à regagner.

Demandez au premier venu quel est le meilleur moyen d'augmenter sa fortune. Vous répondra-t-il de laisser votre argent dans votre caisse? De même donc qu'avec de l'argent on peut gagner de l'argent, de même avec de la force on peut acquérir de la force. Il faut, pour cela, activer l'assimilation, cette fonction mystérieuse dont nous ignorons les lois, mais qui, nous n'en saurions douter, s'entretient et se développe sous l'influence des mouvements.

———

Avez-vous remarqué la force vraiment extraordinaire des bras du forgeron? Comparez à son biceps le biceps d'un tailleur : quelle différence! C'est que le forgeron fait travailler son bras, c'est que le forgeron active spécialement l'assimilation de ce membre.

Et dire que vous pouvez avoir, non pas seulement le bras du forgeron, mais les jambes du coureur, la poitrine de l'athlète, et cela au prix d'un peu de travail, de

quelques instants d'exercice chaque jour, et que la plupart d'entre vous, beaux jeunes gens qui me faites l'honneur de me lire, ne pouvez monter deux étages, courir
pendant cinq minutes, ou porter un in-quarto sous le bras
sans avoir des étouffements et des courbatures.

De la gymnastique! de la gymnastique!

L'ORTHOPÉDIE

CHAPITRE XI

L'orthopédie

Il est important pour la santé et la beauté de l'homme que toutes les parties de son squelette soient développées d'une égale façon. Quand telle portion du corps est plus accentuée que telle autre, lorsque tel os de droite occupe plus de place que l'os correspondant de gauche, il en résulte des difformités.

Shaw est le premier qui ait démontré d'une façon scientifique que la fréquence de certaines attitudes du corps produisait les différentes difformités, spécialement celles qui affectent la colonne vertébrale.

L'observation journalière confirme cette observation. Chacun reconnaît l'écuyer à la cambrure interne de ses membres inférieurs, le fort de la halle à la voussure de ses épaules, etc.

Comment en serait-il autrement? Prenez une tige d'acier aussi élastique que vous voudrez, dirigez-la régulièrement chaque jour pendant quelques instants dans le même sens, elle se courbera et restera courbée de ce côté. Tous les amateurs d'escrime ont pu faire cette remarque.

—

Il en est de même du corps humain, et il y a même ceci de plus grave que les positions vicieuses augmentent par l'habitude, et surtout la commodité que les personnes affectées de commencement de déformation trouvent à se pencher ou s'appuyer sur le côté dévié.

Chose digne de remarque. C'est dans les pensionnats que les déviations de l'épine et les difformités du dos sont les plus fréquentes. Cela résulte évidemment de la situation élevée de l'épaule droite en écrivant.

Notre but n'est pas de faire un cours d'orthopédie, encore moins d'étudier ici toutes les difformités dont nous pouvons être atteints. Nous devons cependant arrêter notre attention sur ces déviations de la colonne vertébrale, à la fois les plus affreuses et les plus fréquentes.

La déviation qu'on observe le plus souvent est la déviation latérale : les savants l'appellent scoliose.

La scoliose est-elle une maladie pouvant être guérie? Si oui, quels sont les moyens à employer?

Cherchons la cause de la maladie. La cause trouvée, l'effet sera facile à combattre. *Sublata causa tollitur effectus*, dit l'école.

—

Sans être fort savant, chacun peut comprendre qu'un organe mal nourri s'affaiblit, s'atrophie. Or, un organe placé dans une position anormale, gênante, peut-il se nourrir, c'est-à-dire se renouveler convenablement? La réponse est facile.

Il faut donc que cet organe diminue de volume, qu'il s'affaisse, qu'il périsse, et cela au profit d'un autre os, d'un autre muscle son voisin qui s'est emparé de tout ce que le premier a dédaigné et dont le développement a été par conséquent en raison inverse de celui de son congénère.

Sur cent cas de scoliose, quatre-vingt-dix au moins se présentent chez les jeunes filles, c'est-à-dire sur ces frêles et gracieuses créatures que les préjugés sociaux privent de tout exercice, et qui, du matin au soir, sont penchées sur leur pupitre ou leur piano. Ceci aurait dû, depuis longtemps, ouvrir les yeux aux orthopédistes, et en leur faisant connaître la cause, leur indiquer le remède. Mais il n'est pire aveugle que celui qui ne veut pas voir.

Une autre cause, c'est la débilitation de certains muscles. Lorsque les tissus ligamenteux et aponévrotiques perdent leur souplesse, le tissu musculaire ne trouvant plus la place nécessaire pour se dilater, reste constamment contracté, il en résulte alors un état de roideur qui produit quelquefois une ankilose complète, d'où déviation.

—

Encore de la gymnastique, n'est-ce pas?

Eh! mon Dieu oui, toujours de la gymnastique.

« Vous êtes orfèvre, nous dira-t-on. »

Certes, et nous nous en vantons, et il y a bien de quoi, puisque c'est volontairement que nous avons entrepris de concourir par la gymnastique à l'amélioration et à la conservation des matières précieuses qui composent le corps humain.

Une seule chose nous étonne, c'est qu'un moyen si simple et si excellent ne soit pas venu plus tôt à l'esprit des médecins.

Depuis longues années on l'emploie en Allemagne, et les résultats obtenus sont infiniment supérieurs à ceux que donnent les machines innombrables dont on oppresse et fatigue le corps des malades.

Nous en faisons nous-même chaque jour l'expérience avec un succès qui a frappé les membres les plus distingués de l'Académie de médecine.

Nous n'avons jamais vu un sujet, traité convenablement, qui n'obtînt au bout de quelque temps, sinon la guérison complète, du moins une amélioration notable et qui de jour en jour devenait plus marquée.

Les seuls cas dans lesquels le mouvement raisonné nous paraisse inefficace sont : les déviations anciennes, c'est-à-dire celles parvenues à l'état de gibbosité, et celles qui proviennent de maladies internes, avec carie des os.

—

Nous ne voulons pas dire par là que la gymnastique seule puisse opérer ces miracles : Non ! il faut le concours bien entendu de la science médicale, et plus souvent celui de la chirurgie : mais nous n'hésitons pas à dire que, dans do telles conditions, le mouvement bien compris est le remède par excellence, et que les corsets orthopédiques doivent être proscrits, par cette raison bien simple que toute compression permanente, quelque faible qu'elle soit, appauvrit les tissus et diminue la vitalité.

Les exercices qu'il faut employer pour combattre la scoliose sont aussi variés que les affections et les individus qui en sont affligés.

Les moyens dont on s'est généralement servi jusqu'à ce jour sont : 1° les suspensions par les mains à des anneaux, pour produire l'extension complète de l'épine, accompagnée de l'action des muscles capables de soulager les articulations de cette partie ;

2° La suspension par les mains à des cordes ou à des barres tendues horizontalement, avec balancement du corps en avant, en arrière et de côté ;

3° Les suspensions alternatives et successives par une seule main, etc. ;

4° Les extensions des bras, le corps étant placé horizontalement.

Nous recommandons surtout aux professeurs de gymnastique l'emploi de mouvements rationnels, propres à relâcher les insertions des vertèbres sur le côté concave, et à répartir sur les vertèbres extérieures la pression exercée sur celles formant la concavité.

—

Le massage produit aussi quelquefois d'excellents effets. Nous employons beaucoup d'autres moyens, nous inspirant soit pour la construction des appareils, soit pour la combinaison des mouvements, des cas spéciaux que nous avons à traiter. Nous avons, croyons-nous, donné assez de détails à ce sujet, pour faire comprendre toute l'utilité d'une gymnastique bien entendue, dans toutes les affections de la colonne vertébrale. Si l'espace nous le permettait, nous parlerions aussi des heureux effets de l'exercice dans les difformités d'autres organes, du bassin, des membres, etc.

Mais nous pensons que le simple aperçu que nous venons de donner de ce qu'on peut faire dans les déviations de la colonne vertébrale suffira pour faire comprendre l'importance de l'exercice dans toutes les difformités du squelette.

LES NERFS

CHAPITRE XII

Les nerfs

Il nous reste, pour finir cette description rapide de notre machine, à parler d'organes importants, organes que chacun nomme à tout instant et que peu connaissent bien. Quelqu'un a-t-il mal à la tête ? Ce sont les nerfs. A-t-il mal au ventre? A-t-il mal dans les jambes? Ce sont encore les nerfs.

Pauvres nerfs, accusés de tant de maux auxquels ils ne peuvent mais! Il n'en est pas moins vrai qu'ils ont une grande influence sur la santé, et que nous devons par cela même en faire l'objet d'une étude spéciale.

On donne le nom de nerfs à des cordons blancs formés par des tubes nerveux qui partent des deux côtés de l'axe cérébro-spinal pour se diriger vers les organes dans lesquels ils se distribuent.

Les nerfs naissent de la face antérieure ou de la face postérieure de l'axe central ; les premiers sont destinés au mouvement, les derniers président au sentiment.

—

Il arrive quelquefois que ces nerfs se fusionnent, s'entrelacent, et si bien qu'ils n'en forment plus qu'un. Ils sont alors réunis sous la même enveloppe et, bien qu'agissant individuellement, ils semblent uniques jusqu'au moment où ils sont mis en action.

Alors le nerf moteur agit sur les muscles, et les nerfs du sentiment vont partout où la sensibilité peut être constatée.

Les nerfs se divisent aussi en nerfs de sensibilité spéciale, qui communiquent aux organes des sens : les nerfs olfactifs, optiques, acoustiques, et en nerfs de la vie végétale : tel est le grand sympathique, qui se termine aux organes de la digestion et de la reproduction. Ces deux espèces se distinguent du reste par leur couleur.

Les nerfs de la vie animale sont fermes, blancs ; les autres sont mous, d'un gris rougeâtre, plats et unis.

Nous n'entrerons pas entrer dans des détails techniques sur la construction, la formation des nerfs, toutes choses qui intéressent plus le médecin, le savant que le gymnaste, qui doit s'attacher plus spécialement à l'étude de la mécanique humaine.

Il nous paraît cependant utile, dans l'intérêt de la question que nous occupe, d'invoquer l'opinion des savants docteurs Bastien et Vulpian. Ces deux médecins, dont le dernier surtout est très connu, ont fait insérer dans les comptes rendus de l'Académie des sciences un mémoire traitant de l'influence du mouvement artificiel passif sur le système nerveux.

Nous allons résumer ce qu'ils disent, tout en tâchant de rester dans les cadres de notre travail.

Les effets de la compression des nerfs se divisent naturellement en deux périodes :

La première commence au moment où l'on a établi la compression, et se termine au moment où on la cesse.

La seconde débute au moment où l'on cesse la compression et finit lorsque les parties qui sont sous la dépendance des nerfs comprimés reviennent définitivement à leur état normal.

C'est la période de retour ou de déclin.

La première période ou période d'augmentation se subdivise en quatre stades.

Le premier stade est caractérisé par des fourmillements, des picotements; sa durée est de deux à dix minutes.

Vient ensuite le stade intermédiaire, pendant lequel ces phénomènes disparaissent, quelques minutes, pour revenir plus énergiquement pendant :

Le stade d'hyperesthésie, où les sensibilités du tact, de chatouillement, etc., s'exaltent pour arriver jusqu'au stade d'anesthésie ou de paralysie musculaire, pendant lequel la sensibilité de la douleur est pervertie et exagérée souvent à un degré extrême.

On éprouve, dans les muscles, de la courbature, des douleurs plus ou moins vagues, quelquefois des crampes; un peu plus tard les mouvements deviennent moins faciles et arrivent progressivement à être impossibles.

La période de déclin se subdivise comme la précédente :

Le premier stade ou stade de paralysie n'est que la continuation du stade d'anesthésie; il dure au plus deux minutes.

Pendant le stade d'hyperesthésie de retour, on peut déjà exécuter quelques mouvements peu étendus, les différentes sensibilités renaissent. Durée, au plus, une minute.

Au stade intermédiaire de retour, l'état normal de la mobilité et de la sensibilité est revenu. La sensibilité à la température est seule encore obtuse.

Le quatrième est très complexe et ressemble assez au premier stade de la période d'augmentation.

—

Quelle conséquence tirer de là?

C'est que la compression, la pression, le pincement, la friction, la vibration et tous les mouvements imprimés au système nerveux ont leur utilité thérapique.

Cela résulte, du reste, d'expériences entreprises en Suède par un autre médecin, M. Georgii.

D'après ce savant, les névralgies générales des extrémités inférieures ont été souvent guéries par des pressions sur les nerfs; plusieurs affections névralgiques dans les muscles du dos, ainsi que dans la peau et dans les tissus ligamenteux de cette région, ont été traitées avec succès par un mouvement de froissement partiel de la peau.

Enfin M. Georgii croit à la toute-puissance de la gymnastique pour la plupart des maladies nerveuses. Les recherches dans ce sens n'ont pas encore été poussées aussi loin qu'elles devraient l'être. Mais on a du moins déjà pu se convaincre que, dans ces cas, la gymnastique combinée avec le massage et les frictions, pouvait rendre les plus grands services et remplacer l'électricité avec avantage.

—

C'est en se basant sur des principes analogues qu'on est arrivé à introduire la gymnastique dans le traitement des aliénés. On a obtenu des résultats remarquables dans tous les pays où ce système a été suivi.

Tout, dans le corps, se tient, se correspond et se pondère; en exerçant les nerfs on exerce les muscles et réciproquement; on ne peut donc exercer les uns sans exercer les autres.

Mais pour telle personne, tous les mouvements doivent être faits en vue du système nerveux; pour telle autre ce sont les muscles qui sont malades, et sur lesquels il faut agir.

Au médecin, au maître de gymnastique, à voir ce qui convient, selon le tempérament et l'affection diagnostiquée.

LES FEMMES

CHAPITRE XIII

Les femmes

Nous avons, aussi clairement et aussi simplement que
nous l'avons pu, fait connaître la constitution du corps
humain. Nous avons indiqué le vice de notre éducation,
nous avons dit aussi le remède. Qu'on nous permette
maintenant de jeter un coup d'œil sur les classes principales de la société et de les examiner rapidement au point
de vue de la gymnastique.

A tout seigneur, tout honneur. — Commençons par les
femmes.

Ne sont-ce pas à elles, en effet, qu'est dévolue cette
grande mission de reproduire notre espèce, et n'est-ce pas
en elles surtout que nous devons chercher le secret de
la régénération du genre humain?

Qui, d'entre nous, n'a senti son cœur ému d'une douloureuse pitié en voyant ces légions de jeunes ouvrières à l'aspect maladif, aux formes chétives et déviées, qui se rendent, le matin, dans ces casernes de femmes, pour n'en sortir que le soir bien après le coucher du soleil, à la fois brisées et atrophiées par douze ou quatorze heures de travail immobile ou, ce qui est pire encore, de travail composé de mouvements contraires à leur santé.

Les maladies du sang, la constipation, la phthisie scrofuleuse, les palpitations, etc., sont la suite nécessaire, inévitable d'un tel genre de vie.

Les femmes qui travaillent dans les mines, dans les usines et les manufactures, sont plus souvent et plus gravement atteintes que celles qui travaillent dans de simples ateliers ou chez elles.

—

La fille du riche est-elle plus heureuse? A la pension, où elle reste courbée des heures entières sur ses livres, et chez elle où, pendant des journées, elle est assise à son piano ou s'occupe de couture, de broderie, fait-elle plus de mouvement? Pendant les récréations même, peut-elle s'ébattre en liberté, jouer et bondir tout à son aise ?

Non, cela n'est pas *convenable!!!*

Devenues dames, entendent-elles mieux l'hygène du corps? Elles sortent, il est vrai, elles vont dans le monde, mais les promenades, les danses, la voiture, le théâtre, constituent-ils une somme de mouvement suffisante pour entretenir la santé et calmer les nerveuses surexcitations de la vie parisienne?

—

Aussi prenez la femme des villes aux deux extrémités de l'échelle sociale.

Examinez-la attentivement et vous constaterez neuf fois sur dix les symptômes morbides suivants :

Affaiblissement et altération des muscles, surexcitation de la vie sensitive, teint livide ou plombé, migraines, spasmes, évanouissements, oppressions, etc., etc.

Semblables à des plantes de serre chaude qui languissent et deviennent, par étiolement ou maturation artificielle, incapables d'un développemant complet, elles meurent, pour la plupart, avant de s'être épanouies au soleil de la vie.

Fait digne de remarque! Le chiffre de la mortalité parmi les femmes est beaucoup plus élevé proportionnellement que parmi les hommes, et ce qui est plus étonnant encore, c'est qu'on n'ait pas recherché plus sérieusement les causes d'un tel état de choses.

Le peu de mouvement, selon nous, doit en être considéré comme la raison principale.

—

Déjà, en 1780, le docteur Franck s'élevait contre l'éducation absurde de nos dames du monde.

« La femme, dit-il, élevée d'après ce que l'on appelle

le bon goût, est une créature misérable et digne de pitié en comparaison de celle qu'élève la nature sans notre secours. La moindre chose lui cause des palpitations, de l'asthme, la fatigue et l'anéantit.

« Continuellement assise, sans mouvement par conséquent, la circulation ne se fait qu'aux endroits où le cœur fatigué veut la faire parvenir.

« La couleur cadavérique, que dans la ville on a décoré du nom de couleur distinguée, en est le résultat le plus immédiat. »

—

Le mal est plus grand qu'on ne le pense; car ce n'est pas à elle seule que nuit la femme élevée ainsi, ses enfants en ont à souffrir autant qu'elle-même.

Femmes, faites de la gymnastique, non pour vous, mais pour nous, disait Jean-Jacques Rousseau.

Faites de la gymnastique pour vous et pour nous, leur dirons-nous à notre tour.

La quantité de mouvements que se donnent les femmes ne suffit pas pour activer leur circulation, leur nutrition, de façon qu'elles puissent nourrir convenablement leurs enfants.

Ce sang anémique, échauffé par des méthodes factices, pourrait-il donner une constitution convenable à ce petit être qui doit tenir tout de sa mère?

Loin de comprendre cela, nos femmes font leur possible pour réduire à rien la somme de mouvements auxquels elles sont, pour ainsi dire, obligées de se livrer.

Cependant toutes veulent la santé du corps; mais elles ne savent donc pas que vouloir la santé sans exercice, c'est vouloir la vie sans air, le jour sans lumière, l'impossible enfin.

—

Les Grecs, encore en cela nos maîtres, l'avaient bien compris. A Sparte, les femmes se livraient, dans les gymnases, aux mêmes exercices que les hommes.

C'est la gymnastique qui a créé cette race de femmes vaillantes qui disaient à leurs fils en les armant du bouclier : *Reviens dessus ou dessous.* Les Romains des premiers temps suivaient une méthode identique.

L'Allemagne, la Suisse, l'Angleterre surtout, se sont inspirées de ces exemples :

Mon enfant ne croît qu'une fois, disent les Anglaises, elle a tout le temps d'apprendre.

Elles lui défendent, par conséquent, ces positions contre nature que prennent nos filles, elles en font des femmes et non pas des poupées.

Aussi quelle différence entre les jeunes filles élevées d'après le système anglais et nos jeunes Parisiennes.

Ici maladie, là-bas force et santé.

Et où sont les plus instruites ! Aux lectrices de décider.

—

Le mouvement, la gymnastique, une gymnastique douce, s'entend, proportionnée à ses forces et à ses besoins, est aussi nécessaire à la femme que l'air à l'oiseau du ciel.

Sa constitution éminemment nerveuse réclame impérieusement ce régime. Jusque vers l'âge de dix ans, la jeune fille pourra suivre les mêmes exercices que les garçons. A cette époque, les sexes se distinguent davantage.

Les formes de la femme sont, à l'exception des hanches et des seins, plus petites, plus tendres, plus molles que les formes masculines; les os sont moins gros et moins durs et le squelette présente beaucoup moins de rugosités.

La plus grande largeur, pour l'homme, se présente dans la région des épaules; pour la femme c'est dans celle du bassin. Chez elle prédomine la forme ronde; chez l'homme c'est la forme angulaire.

Regardez le bras, comme il est plus arrondi, plus lisse, plus uni! La jambe aussi est plus ronde et plus épaisse que celle de l'homme.

La colonne vertébrale est plus courbée que dans l'autre sexe. Le dos présente d'ordinaire une légère rondeur et n'est pas aussi large que celui de l'homme. Les muscles sont moins rouges, moins compacts que les nôtres, excepté dans la région du bassin, où se trouvent des muscles puissants, vigoureux, virils, pour ainsi dire.

—

Nous n'avons pas l'intention de poursuivre ici davantage cette étude. Il nous faudrait un volume pour parler convenablement de ce sujet. Mais nous croyons en avoir assez dit pour faire comprendre que les femmes ont besoin d'une gymnastique tant soit peu différente de celle des hommes.

Répétons-le une fois encore; on peut être femme du monde sans avoir une constitution de papier mâché! On peut être femme d'esprit sans être frêle et maladive; on peut être belle sans avoir la pâleur morbide d'une poitrinaire.

Epouse et mère : telles sont les destinées de la femme. Destinées nobles et pour lesquelles elle doit savoir faire les plus grands sacrifices.

Quelque répugnance qu'elles aient en général pour les exercices corporels, il faut donc que les femmes mettent une bonne fois de côté ces préjugés ridicules.

Faites de l'exercice, mesdames, faites de l'exercice, dans l'intérêt de votre beauté et de votre grâce, autant au moins que dans celui de votre santé et de la beauté de votre race.

Vous aurez beau résister, vous ferez de la gymnastique! Peut-être pas aujourd'hui, peut-être pas demain, ni dans huit jours, ni dans un mois, mais vous en ferez, car l'avenir de l'humanité en dépend, et le jour n'est pas éloigné où les législateurs l'imposeront obligatoirement à vos filles comme ils l'ont imposée à vos garçons.

LES ARTISANS

CHAPITRE XIV

Les artisans

Quand nous demandons à hauts cris l'exercice, la gymnastique, nous ne voulons pas dire par là qu'on s'exerce au hasard, sans méthode.

On comprend combien peut être pernicieux, entre des mains ignorantes et malhabiles, un art qui tient à sa disposition des moyens tellement puissants, que leur influence peut se transmettre jusqu'aux parties les plus profondes de l'organisme, et que leur intensité peut varier suivant le degré le plus faible jusqu'à celui qui produit les perturbations les plus redoutables dans l'économie.

Donc si les exercices sont utiles, les abus sont mauvais ; mais c'est là une question importante que nous ne pouvons développer ici et qui trouvera sa place dans un travail spécial.

Nous nous occuperons seulement des personnes qui exercent à l'excès et exclusivement une ou plusieurs parties de leur corps.

Combien ne rencontrez-vous pas de gens qui vous disent, si vous leur conseillez la gymnastique : « Du mouvement? Mais j'en fais bien assez, Dieu merci ! mes jambes ne s'exercent que trop. »

Mais, hommes aveugles, si vos jambes s'exercent bien, vos bras en sont-ils plus forts? Votre poitrine en est-elle plus développée? Les muscles de vos reins en sont-ils plus souples et plus résistants ? Non ! mille fois non ! Bien au contraire. Si vous voulez jeter avec moi un coup d'œil rapide sur diverses professions qui exercent toutes beaucoup trop un des membres, ou une seule partie de l'être, vous verrez combien est grande votre erreur.

Le boucher offre un exemple remarquable d'exercices mal combinés, d'activité insuffisante. Plongé dans un milieu chargé de particules nutritives qui vont, aspirées par tous les pores de la surface, s'élaborer, s'assimiler, il prend un développement considérable surtout dans les parties moyennes et supérieures. Qu'en résulte-t-il ? Des congestions sanguines, des apoplexies pulmonaires, etc. Donnez au boucher vingt fois plus d'activité, alors il n'est pas douteux qu'il acquerra, dans des proportions colossales, des formes et une santé normales.

Les personnes riches, bien nourries, sédentaires, qui font de la promenade en voiture un fréquent usage, subissent inévitablement les effets combinés de la trop grande alimentation du boucher et de l'incomplète activité du cocher, dont tous les viscères se développent outre mesure. Résultats : obésité, obstruction du foie, de la rate, asthme, etc.

Le maître de danse a les jambes énormes ; mais les bras sont grêles, la poitrine étroite et maladive.

Les maîtres d'escrime et les élèves qui fréquentent la salle avec assiduité ont la hanche droite creusée en dedans et le côté gauche beaucoup moins développé que l'autre.

Le portefaix a les bras musculeux, les épaules larges et charnues, mais les jambes sont raides, la poitrine creusée et les reins comme ankylosés. Il est également sujet à la phthisie.

Le forgeron, le serrurier sont dans le même cas : Développement anormal de l'épaule et du bras droits ; bras et épaule gauches atrophiés, — phthisie accompagnée de varices et d'ulcères aux jambes.

On reconnaît à première vue un cordonnier, un tailleur.

Autant d'industries, autant de difformités ou de maladies.

Le relieur n'a pas les infirmités du tisserand, le tisserand n'a pas celles du charpentier ; mais chacun d'eux a la sienne inévitablement, et le laboureur lui-même, malgré sa vie simple, frugale, en plein air et en plein soleil, n'est pas exempt de la voussûre et, à un certain âge, de l'ankylose des reins, par suite de la position du corps constamment incliné sur la charrue.

—

Nous avons à notre appui un témoin qui fait autorité dans la matière : c'est la théorie militaire, qui, dans la première partie de l'*École du soldat*, s'exprime en ces termes sur la tenue des campagnards :

« L'instructeur observera que la plupart des recrues ont la mauvaise habitude de baisser une épaule, de creuser un côté ou d'avancer une hanche, surtout la hanche gauche : il devra s'attacher à corriger ces défauts. »

Plus loin, en parlant de la nécessité d'effacer les épaules, la théorie, ce compendium de trois siècles d'expérience, justifie ainsi cette exigence :

« Parce que si l'homme avait les épaules en avant, le dos voûté, *ce qui est le défaut ordinaire des hommes de la campagne*, il ne pourrait, etc., etc. »

Ce serait vraiment une étude curieuse que celle des maladies engendrées par chaque profession, et les médecins des hôpitaux pourraient faire sur ce sujet des observations bien intéressantes. Combien peu d'entre eux çe pendant ont essayé d'approfondir cette question, question si importante au point de vue de l'hygiène?

La parfaite santé, nous ne nous lasserons pas de le dire, consiste dans l'harmonie de toutes les parties du corps, et comment cette santé subsisterait-elle si cette harmonie est rompue? Que les forgerons, les serruriers, etc., tous les gens enfin qui font un travail manuel ne se croient donc pas dispensés de la gymnastique.

Et ce que nous conseillons à ceux dont le travail exige des efforts musculaires considérables, nous le prescrivons de même à ceux qui se livrent à un travail sédentaire.

Qu'ils écoutent bien, ces hommes! Sur cent tailleurs, à peine quatre atteignent un âge avancé.

D'ou cela vient-il?

Nous allons vous le dire.

Courbés quatorze heures par jour sur leur ouvrage, leur respiration se fait mal, leur cage thoracique se rétrécit, les poumons s'atrophient, et ils sont conduits peu à peu à la maladie, à une maladie terrible, incurable, à la phthisie.

Peu y échappent, et ceux qui, doués d'une constitution extraordinaire, parviennent à se soustraire aux griffes de la mort, traînent le reste de leur vie dans le marasme et la souffrance : *Tous n'en meurent pas, mais tous en sont frappés*, peut-on dire avec le fabuliste.

Nous résumons ainsi l'impression que nous avons retirée des diverses observations qu'il nous a été donné de recueillir :

Plus l'activité est localisée, plus il y a danger de maladie, et *pour l'organe travaillant et pour les organes en repos.*

Altération des ligaments, des muscles, altération des os, déviations, varices, tel est le bilan de la plupart des professions manuelles.

Chose digne de l'attention du gymnaste ; les difformités du corps correspondent toujours au défaut d'égale répartition des sucs nutritifs, d'où cette conséquence claire et formelle, que le meilleur et le premier des remèdes c'est l'exercice, mais surtout l'exercice des parties atrophiées ou affaiblies.

Une juste répartition de la nourriture étant ainsi produite, le mal disparaîtra.

Puisque le *gouvernement* paraît disposé à vouloir donner aux Parisiens tout le confortable que le progrès des sciences et des arts peut nous offrir, qu'il établisse donc, dans la plus belle ville du monde civilisé, quelques grands gymnases, où les élèves des écoles communales soient admis successivement pendant toute la journée, et les ouvriers le soir et le dimanche.

Que la jeunesse puisse entrer là comme elle a le droit d'entrer à l'église, et même sans payer les chaises.

Et les cabarets seront bientôt moins fréquentés, et la race ouvrière deviendra plus saine et plus vigoureuse.

LES HOMMES DE LETTRES

CHAPITRE XV

Les hommes de lettres

Il est une autre classe de travailleurs qui, à plus d'un titre, mérite une attention particulière. Ce sont les hommes de lettres.

Chez eux surtout, c'est sur le système nerveux que doit s'exercer l'action gymnastique.

« On peut, dit le Dr Michel Lévy, combattre les prédominances variées du système nerveux par l'exercice. En effet, d'après les phrénologistes, les exercices actifs musculaires laissent dans le repos les parties du cerveau qui correspondent aux facultés intellectuelles. »

Une des lois principales de notre organisme, la loi qui veut l'harmonie entre le repos et le mouvement, se trouve par là satisfaite.

« Il en résulte, ajoute le savant hygiéniste, qu'un exercice convenable ranime la faculté de perception, perfectionne les sécrétions, réveille l'imagination engourdie et rend à la pensée sa force et son élan. »

—

Les anciens, comme nous avons pu le constater, beaucoup plus sages en ceci que nous, Français du dix-neuvième siècle, tenaient grand compte de ce principe.

Cicéron vante la facilité avec laquelle on travaille après un exercice convenable.

Les péripatéticiens donnaient leurs leçons en se promenant. Nos modernes ont pris le contre-pied des anciens.

Pascal, un grand génie pourtant, prétendait qu'on ne pouvait être à la fois d'un esprit distingué et d'un corps robuste.

L'exercice de chaque jour est là pour démentir cette idée étrange.

—

Simple question :

Messieurs les écrivains, messieurs les bureaucrates, vous tous qui vous livrez à des travaux sédentaires, comment vivez-vous ?

Vous déjeunez le plus souvent à midi et dînez à six heures. Dans l'intervalle, aucun exercice !

Et vous voulez que votre corps puisse loger ces deux repas ?

Mais vous demandez l'impossible !

L'intendant de l'hôtel dira à tous les voyageurs qui se présenteront : Passez outre; je n'ai pas une seule chambre, un seul petit cabinet vide.

Persistez-vous, malgré les sages avis de votre intendant, à enfermer dans votre demeure plus de locataires que vous ne pouvez en loger? Prenez garde.

La place n'étant pas assez grande, on se heurte, on se pousse, on s'étouffe. Les factionnaires qui veillent à chaque porte dans l'intérieur de votre palais ne peuvent plus exécuter la consigne. Le malaise, le désordre sont partout.

—

Vous envoyez chercher le médecin. Le médecin envoie chercher une purgation, un vomitif, etc. C'est absolument comme pour une dispute de cabaret. Le commissaire de police arrive avec la garde, et l'on entraine de force et les anciens et les nouveaux locataires : ceux qui ont raison et ceux qui ont tort.

Si les locataires et les piliers de cabarets sortaient sans faire de dégâts, le mal serait peut-être supportable, mais quels ravages! Voyez ce qui arrive :

L'un, obstiné, pour se retenir, casse les vitres; l'autre, dans sa colère, arrache avec ses ongles les papiers des murs. Un troisième renverse tout ce qui se trouve sur son passage. Dans huit jours le mal ne sera pas réparé.

Pourquoi tout ce dégât ?

C'est parce que vous n'avez pas voulu suivre les conseils de la sagesse; vous n'avez pas voulu faire l'exercice nécessaire pour vous débarrasser des locataires que les lois de Dieu avaient mis à la réforme.

—

Nous ne saurions trop le répéter, l'exercice facilite l'élaboration et l'assimilation des aliments; il chasse loin de nous les molécules vieillies, ces éléments éternels des maladies; il donne un libre passage au sang nouveau chargé de réparer les pertes que la nature nous fait subir incessamment; il ramène, en un mot, aux lois de la vie normale les actes assimilateurs, sécréteurs et excréteurs qui ne peuvent déroger à ces lois qu'au détriment de la santé.

Agissez donc, suez à grosses gouttes s'il le faut. Forcez les ennemis de votre santé, de votre gaîté, à déguerpir, et vous aurez de la place pour loger les nouveaux venus, qui ne peuvent se caser que lorsque les autres seront partis.

En agissant ainsi, vous troùverez délicieux tous les mets qu'on vous servira, et comme les enfants, ces chers petits êtres qui digèrent sans s'en douter, et s'endorment en souriant, vous ferez un bon dîner et passerez une excellente nuit.

—

Dans un de nos précédents ouvrages (1), nous avons longuement parlé de la merveilleuse influence de l'exer-

(1) *La Gymnastique obligatoire.* L. Hachette, Éditeur.

cice physique sur l'intelligence et le moral des enfants.

Cette influence se manifeste d'une façon tout aussi remarquable chez l'homme fait.

Examinez attentivement un orateur à la tribune, un avocat à la barre, un officier à la tête de son peloton, un artiste à sa besogne, un écrivain au travail, un négociant à ses affaires. Si vous les voyez le corps dispos, l'œil vif, l'allure vaillante, le geste assuré, respirant aisément, agissant avec entrain, ne se lassant pas et supportant sans défaillance un long effort, une tension d'esprit soutenue, une lutte d'énergie et d'activité, soyez assuré qu'une gymnastique intelligente a préparé et entretient cet heureux épanouissement de la pensée et de la santé.

« C'est par les exercices gymniques, dit Plutarque, « que Cicéron, qui était né avec une poitrine faible et « maladive, se fortifia et devint capable de ces grands et « nombreux combats qui l'illustrèrent à la tribune. »

Donc, à mérite égal, le gymnaste triomphera en tout et partout, et dans ce sens on peut dire justement :

La raison du plus fort est toujours la meilleure.

—

Il est facile de constater que les personnes adonnées, par profession ou par goût, à un exercice exigeant une dépense régulière de force et de souplesse, sont exemptes jusqu'à leur extrême vieillesse des infirmités et des malaises si communs dans le cours d'une vie sédentaire. Les écuyers, les chasseurs et la plupart des professeurs ou amateurs de gymnastique peuvent, sans fatigue, continuer à pratiquer leurs exercices habituels bien après l'âge où les fonctionnaires civils et militaires, les titulaires de charges et les négociants sont dans l'obligation de prendre leur retraite. On les cite pour leur bonne humeur, leur appétit soutenu, leur bonté d'âme et leur empressement à rendre service.

Tout cela est parfaitement logique ; l'homme inquiet devient égoïste et insupportable. Or, de toutes les inquiétudes, celle qu'inspire une santé chancelante est la plus pernicieuse. Se bien porter est donc la première condition pour être heureux ici-bas et aussi pour contenter les autres.

—

Qui de nous n'a été frappé de la quantités de maladies nerveuses sévissant sur les gens de lettres et sur les personnes que leurs occupations astreignent au travail, assis dans leur cabinet ou dans un bureau? L'inaction du corps, jointe à la contention de l'esprit et à l'air vicié de la pièce dans laquelle on est constamment enfermé, produit dans tout le système nerveux une surexcitation douloureuse qui confine infailliblement au ramollissement ou à l'apoplexie. La plupart de ces victimes de l'immobilité peuvent dire comme le chien de la fable :

Le collier dont je suis attaché
De ce que vous voyez est peut-être la cause.

Il est certain que l'absence du mouvement et la surexcitation du cerveau, lorsqu'elles ne sont pas compensées

par des bains de grand air largement administrés, prédis-
posent à tous les accidents névralgiques. Aussi les mieux
avisés se logent le plus loin possible du lieu où les appelle leur besogne quotidienne, afin de s'imposer matin
et soir une promenade salutaire.

Mais cette précaution n'est qu'un demi-moyen; qu'ils
consultent le bon sens, l'expérience et..... leur médecin,
ils reconnaîtront qu'une demi-heure de gymnastique
suivie d'une friction ou d'une douche bien administrée,
avant ou après le travail quotidien, les garantirait de
toute atteinte morbide, presque toutes les maladies chro-
niques provenant du manque d'équilibre entre le cerveau
et les organes appelés à le servir.

Ne séparons pas la culture de l'esprit de celle du corps;
car elles se prêtent une mutuelle assistance. *Un savant
débile est au même titre incomplet qu'un ignorant
hercule.*

Depuis plusieurs années, nous nous occupons avec une
conviction profonde, une foi que rien ne saurait ébranler,
de la propagation de la gymnastique en France. Le tempérament essentiellement nerveux des Français, l'existence fiévreuse des habitants de nos grandes villes, et particulièrement celle des Parisiens, nous paraissent dans un
temps plus proche qu'on ne pourrait le croire, devoir
trouver leur seul contre-poids dans la pratique des exercices hygiéniques. En Allemagne, en Suisse, en Suède,
cette pratique est universelle. En Angleterre et en Belgi-

que on y arrive et à grands pas. Pourquoi resterions-nous en arrière, nous qui en avons le plus grand besoin ?

Certes, et pourquoi ne l'avouerions-nous pas ? Nous avons rencontré souvent bien de l'indifférence, presque du dédain pour cet art que nous croyons si utile au bonheur de nos semblables. Bien des gens préfèrent encore l'étude du sport équestre à celle du sport humain. Il est vrai que l'un déforme les chevaux, tandis que l'autre a pour but de restaurer les hommes.

Nous ne nous sommes pas découragé, et nous avons bien fait. Des adhésions, des encouragements dont nous pourrions nous enorgueillir nous sont arrivés de toutes parts, et nous ne savons si nous nous abusons, mais il nous semble que, sur ce point comme sur tant d'autres, on revient à la haute sagesse de l'antiquité, mouvement timide et partiel, mais qui tend incessamment à se compléter et à se généraliser.

LA GYMNASTIQUE RAISONNÉE

CHAPITRE XVI

La Gymnastique raisonnée

Nous avons déjà dit ailleurs (1) que, pour faire de la bonne gymnastique, de même que pour faire de la bonne médecine, il faut individualiser, c'est-à-dire appliquer à chacun les principes qui conviennent à son âge, à son sexe et à son tempérament.

L'adolescence, disions-nous aussi, est l'époque à laquelle les exercices du corps sont le plus utiles ; ils servent alors à l'éducation des sens et à celle du système locomoteur.

A l'époque de la puberté, ils ont pour effet de répartir sur tous les muscles la sève exubérante qui tend à se con-

(1) *La Santé de l'esprit et du corps par la gymnastique.* L. Hachette, éditeur.)

centrer vers les organes de la génération et à prévenir
les habitudes que l'excès de sensibilité de ces organes
détermine trop souvent. Ni la morale, ni les menaces,
ni les châtiments, ni les entraves, ne peuvent combattre
ces funestes tendances. C'est dans la fatigue des membres
et une violente excitation musculaire, qu'on trouve les
seuls moyens de les prévenir ou de les détruire.

—

Dans l'âge adulte, la gymnastique est encore utile, afin
de maintenir l'équilibre entre toutes les parties de l'organisation et d'éviter les concentrations vitales qui pourraient avoir lieu vers les viscères ; elle l'est surtout pour
ceux qui se livrent à des occupations sédentaires, pour
les hommes de lettres, de science et de cabinet.

Enfin l'exercice, un exercice modéré, convient également-
ment aux vieillards. La gymnastique alors rend le jeu
des organes plus facile et sollicite l'action des fibres dont
la sensibilité est émoussée.

On le voit, les avantages de l'exercice sont extrêmes,
mais les abus ne le sont pas moins, et nous pensons bien
faire en indiquant comment nous entendons la gymnastique et les différents modes de gymnastique qui nous paraissent devoir être adoptés, selon les diverses conditions
indiquées ci-dessus.

—

La gymnastique n'est pas, comme on l'entend trop généralement encore, le trapèze et toujours le trapèze ; elle

ne signifie pas à l'état permanent les barres, les perches, le tremplin et quelques autres travaux qui, dans certaines imaginations, ou malveillantes ou ignorantes, la font confondre avec l'école de l'acrobate ou de l'athlète.

Il y a dans la gymnastique un peu de tout cela; mais il y a plus.

Il y a une gradation de mouvements qui procède de la science, et qui doit être le résultat de longues études et d'une saine expérience; il y a enfin une intarissable variété d'attitudes et d'exercices dont chacun doit avoir son but spécial et calculé.

—

L'enfant est une cire molle qu'on peut étendre en tous sens; seulement si la tension exercée était excessive, la cire se désagrégerait et le but serait désastreusement dépassé. Donc, il faut simplement s'étudier à assouplir et à développer ce corps en mettant la plus grande sobriété dans le choix des moyens qu'on emploie. Que pour rien au monde on ne songe dans ce premier âge, c'est-à-dire jusqu'à dix ou douze ans, aux travaux de force proprement dits; la croissance pourrait s'en trouver modifiée et aussi le caractère de l'enfant. Ce qu'il faut, c'est faire et non surfaire ni défaire.

—

L'adolescent a besoin de toutes les initiations corporelles. Pour régulariser et étendre le jeu de ses poumons, il lui faut la course sagement proportionnée à son organisme, et desexercices donnant à la poitrine toute l'amplification dont elle est susceptible. Pour qu'il puisse un jour échapper à tout danger matériel, pour qu'il apprenne à franchir un fossé, à se réfugier sur les branches d'un arbre, à s'élancer des hauteurs d'une maison embrasée, à combattre un incendie, à traverser un cours d'eau à la nage, à descendre d'une voiture lancée au galop, il faut qu'il cultive tous les exercices d'élan. Il faut qu'il apprenne à marcher sur les échelles et les poutres mobiles, à se suspendre et à grimper aux perches et aux cordes lisses, bref, qu'il se livre à tous les exercices aptes à développer l'agilité, le courage, la confiance, le sang-froid et la résolution.

—

La femme, qui est un grand et admirable enfant, commande la même sollicitude et la même délicatesse que l'enfant lui-même. Comme le frêle arbuste qui résiste à l'ouragan mieux que le chêne séculaire, il faut qu'en conservant les formes et les grâces spéciales à son sexe, elle acquière toute l'énergie qui lui sera nécessaire un jour pour concevoir et enfanter sans danger. Il faut à la femme des mouvements moelleux, des inflexions douces qui rendent ses membres souples en développant sa poitrine et en fortifiant ses reins. Constituons, en un mot, un être relativement fort, fort dans la limite du possible et de ses besoins; mais gardons-nous bien de fabriquer des femmes hercules.

Pour les hommes d'âge mûr, il faut proscrire les exercices d'élan, barre fixe, cheval, sautoir, etc., et avoir recours presque exclusivement (à moins qu'on n'ait affair à un sujet exceptionnellement svelte et nerveux) à la gymnastique d'ensemble ou mouvements raisonnés et progressifs tels qu'on les trouve à la fin de ce volume.

Donc, excepté pour les jeunes hommes de 15 à 30 ans, rien de violent, rien d'excessif. Des efforts progressifs, des instruments et des poids toujours inférieurs à la force acquise et pour but dominant l'équilibre et la santé.

On nous demande souvent ce que nous pensons de la gymnastique de chambre, c'est-à-dire de la gymnastique pratiquée chez soi, d'une façon toute instinctive et sans méthode bien arrêtée.

Voici notre réponse :

La gymnastique de chambre nous paraît, pour les gens d'âge mûr, c'est à-dire pour les gens assez raisonnables pour ne rien tenter de violent ni de périlleux, un million de fois préférable à l'absence complète de la gymnastique.

Mais qu'on y prenne garde !

De même que la douche ne saurait convenir à toutes les organisations et qu'il faut savoir en modifier la forme et la durée selon chaque nature qu'ont veut améliorer, chaque affection qu'on veut guérir, de même aussi la gymnastique, si elle est pratiquée au point de vue de l'éducation, doit être combinée d'après l'âge et le sexe. Si c'est l'hygiène seule qui précède à son action, on doit consulter d'abord ces deux points, et de plus le tempérament et les occupations de chaque individu. Si on se place au point de vue thérapeutique, on doit tenir compte de toutes ces choses, et plus particulièrement de l'état des forces du malade, de l'origine et de la nature de sa maladie.

—

En effet, tel exercice on ne peut plus salutaire à un adolescent pourrait être contraire à un homme d'âge mûr, et dangereux pour un valétudinaire.

C'est sur ce point précisément que doit se porter la vigilance, c'est sur la solution de cette difficulté que doivent converger tous les efforts et toutes les études du spécialiste, et c'est aussi là le motif qui nous fait envisager avec une certaine appréhension la gymnastique de chambre. Ne procédant ni par voie de raisonnement ni de comparaison, on a si vite fait de se fourvoyer et de se livrer à tel travail, tandis que c'est tel autre qu'il conviendrait d'adopter ! Cet inconvénient disparaît dans un gymnase, où chaque mouvement n'est, ou pour mieux dire, ne devrait être ordonné par le professeur qu'après une étude approfondie des conséquences qu'il doit amener, comme aussi des forces auxquelles il est emprunté.

Les muscles, les nerfs, les organes, tout dans notre économie animale est solidaire ; il est donc de la plus haute importance de ne point confondre les causes et les effets dans le service qu'on demande à chacun d'eux,

De là notre crainte de la gymnastique de chambre et notre préférence pour celle dirigée par des professeurs expérimentés et intelligents.

—

Donc, pour que le moral ressente la douce satisfaction qui doit, et c'est essentiel, découler de cette récréation hygiénique; pour que le physique y trouve tout le développement qui lui est nécessaire; pour que l'appauvrissement anémique de certaines constitutions se modifie au contact d'autres tempéraments plus heureusement doués; pour que les esprits portés vers l'hypocondrie puissent enfin entrer dans un ordre d'idées plus riantes; pour que tout cela se fasse et se fasse bien, nous préférons à la gymnastique de chambre l'établissement public qui égaie, la société qui stimule et le commandement qui entraîne; à la simplicité des appareils privés, nous préférons la multiplicité des appareils d'une maison spéciale. A l'espace étroit et limité, un champ vaste et largement aéré; à la mesquinerie, le confort, et, s'il faut tout dire enfin, à l'ignorance qui tâtonne, le savoir qui s'affirme et sait diriger.

Il y a entre les exercices partiels fait chez soi, avec un outillage restreint, et les leçons suivies dans un bon gymnase, la différence qui existe entre l'usage des eaux thermales prises en petites doses à domicile, et la cure à la source même avec tous les accessoires.

Voulant néanmoins répondre à un désir qui nous a été souvent exprimé, nous donnons ici une méthode qui permettra à chacun de faire d'une façon utile et raisonnée des exercices de gymnastique chez soi.

Pour tout instrument, la nature d'abord, c'est-à-dire le corps lui-même qu'il s'agit de développer et d'entretenir dans un état de santé parfait, puis une paire d'haltères de 3 à 6 kilos pour les enfants, de 8 à 12 kilos pour les adultes, une barre en bois et une barre à sphères du même poids.

Une simple série de mouvements ; une gradation anatomique, basée sur notre conformation et nos moyens ; une succession d'efforts à la fois doux et énergiques dont chacun a sa raison d'être, son résultat prévu. Qu'on ne s'arrête point à l'apparence insignifiante de certains mouvements ; tous s'enchaînent et se complètent les uns par les autres et sont combinés de façon à développer l'enfant, à l'assouplir et à le fortifier rapidement.

—

Cette série graduelle de mouvements hygiéniques convient à tous les deux âges et aux deux sexes, à l'exception de quelques exercices qu'on trouvera annotés en conséquence. — Elle forme de plus une leçon, dite leçon d'ensemble, qui offre aux instituteurs et aux institutrices ce double avantage qu'elle permet d'exercer d'une manière effective et en peu de temps, vingt minutes environ, un grand nombre d'élèves à la fois.

. C'est tout ce que nous demandons, vingt minutes de gymnastique par jour.

Est-ce trop exiger des gens qui veulent se bien porter?

—

Avis important :

Il n'est point indifférent de faire de la gymnastique à telle heure ou à telle autre.

Notre expérience nous permet de donner les conseils suivants :

Les gens d'âge mûr adopteront les cours du matin avant le second déjeuner, ou ceux du soir, avant le dîner.

Les personnes obèses, les goutteux, les diabétiques, celles d'un tempérament extra-sanguin, suivront de préférence les cours du matin, à jeun.

Les gens nerveux, les bilieux, les lymphatiques, les anémiques : la leçon qui précède le dîner.

En thèse générale, ne faire de gymnastique que de telle sorte que la fin des exercices précède d'une heure environ le repas à venir, et qu'il y ait au moins trois heures d'écoulées depuis le repas précédent.

Seuls, les jeunes gens sains et vigoureux doivent s'habituer à faire de la gymnastique à toute heure, afin d'être toujours prêts à réaliser un effort quelconque et de pouvoir supporter sans défaillance les épreuves que l'avenir pourrait leur réserver.

EXERCICES SANS INSTRUMENTS

EXERCICES SANS INSTRUMENTS

POSITION : *Le corps droit, les talons joints, la pointe des pieds en dehors, les poings sur les hanches.*

PREMIER EXERCICE. — *Tourner la tête à droite et à gauche,* — mouvement en deux temps — (six fois dans chaque sens).

Au premier temps, on tourne la tête à droite, le menton arrivant presque au dessus de l'épaule. *Au deuxième temps,* on exécute le même mouvement dans le sens opposé.

DEUXIÈME EXERCICE. — *Incliner la tête à droite et à gauche,* — en deux temps — (six fois).

Au premier temps, on incline la tête latéralement vers l'épaule droite ; *au deuxième,* on la relève et on répète le mouvement dans le sens opposé.

TROISIÉMÉ EXERCICE. — *Pencher la tête en avant et en arrière.* — en deux temps — (six fois).

Au premier temps, on baisse la tête sur la poitrine, *au deuxième,* on la relève en la portant en arrière.

QUATRIÈME EXERCICE. — *Tourner le corps à droite et à gauche,* — en deux temps — (six fois).

Au premier temps, on fait exécuter à la partie supérieure du corps un mouvement de rotation vers la droite, en maintenant les jambes fixes ; *au deuxième,* on répète le même mouvement dans le sens opposé.

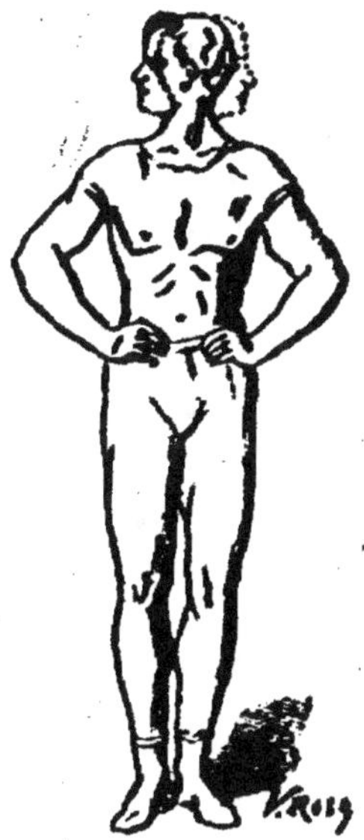

Premier exercice

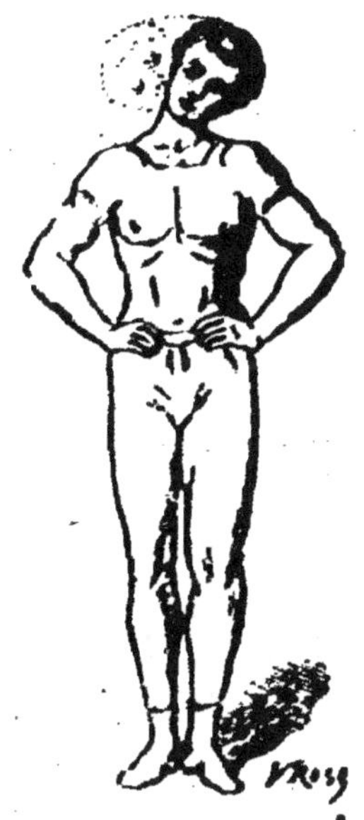

Deuxième exercice

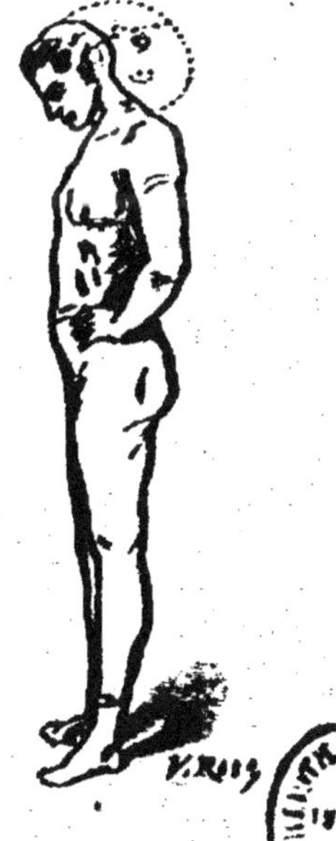

Troisième exercice

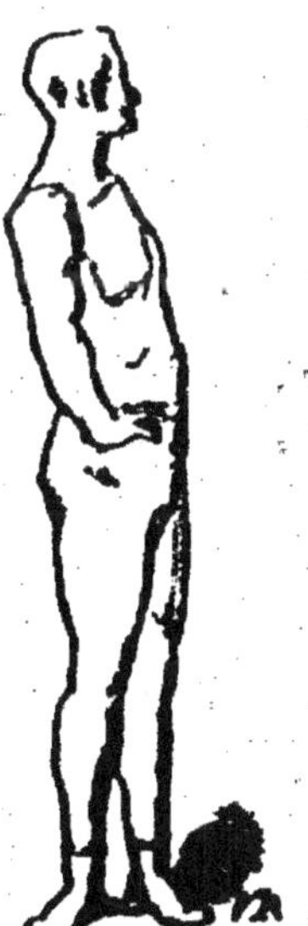

Quatrième exercice

CINQUIÈME EXERCICE. — *Incliner le buste à droite et à gauche,* — en deux temps — (six fois).

Au premier temps, on incline latéralement le buste vers la droite, sans changer la position de l'axe du corps, *au deuxième*, on répète le mouvement dans le sens opposé.

SIXIÈME EXERCICE. — *Pencher le corps en avant et en arrière,* — en deux temps — (six fois).

Au premier temps, on penche le corps en avant sans ployer les genoux ; *au deuxième*, on le porte en arrière en effaçant les épaules.

OBSERVATION : Les six exercices ci-dessus doivent être exécutés lentement.

SEPTIÈME EXERCICE. — *Les poings à la poitrine, lancer les bras verticalement,* — en deux temps — (six fois).

Au premier temps, on élève les bras verticalement, les mains fermées, les pouces en dedans ; *au deuxième*, on ramène les poings à la poitrine.

HUITIÈME EXERCICE. — *Lancer les bras horizontalement en avant,* — en deux temps — (six fois).

Au premier temps, on tend les bras parallèlement devant soi ; *au deuxième*, on les retire vivement vers la poitrine.

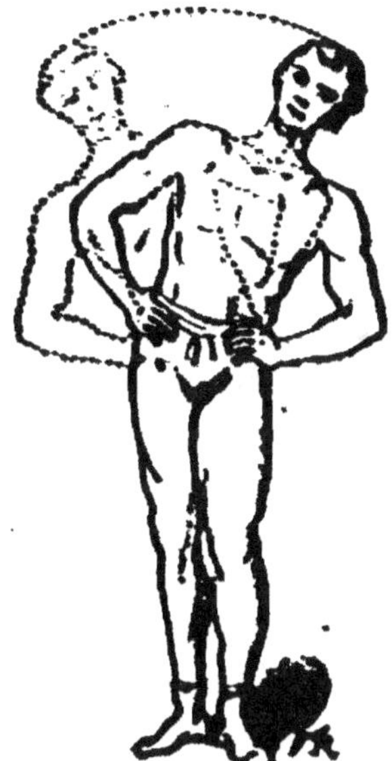

Cinquième exercice

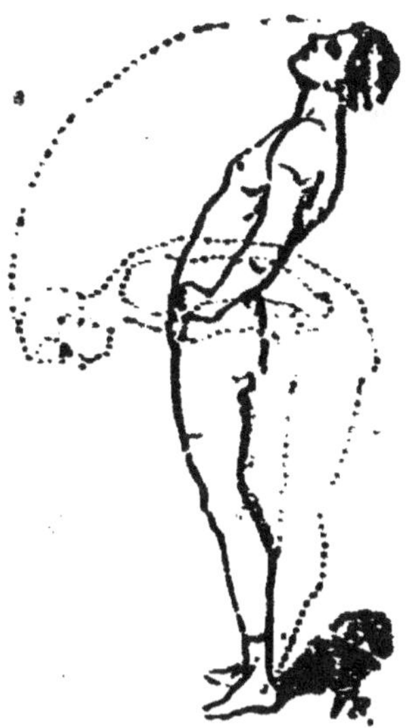

Sixième exercice

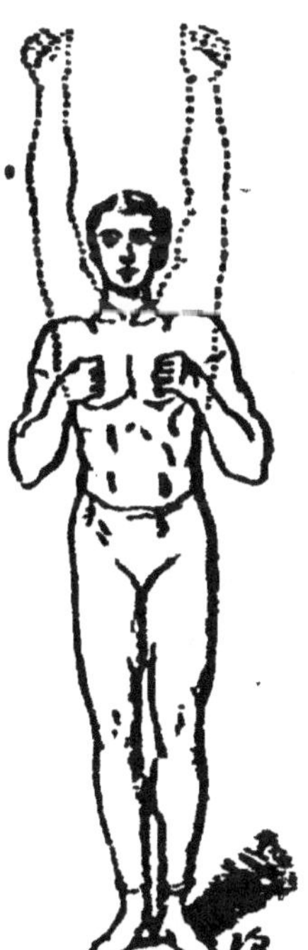

Septième exercice

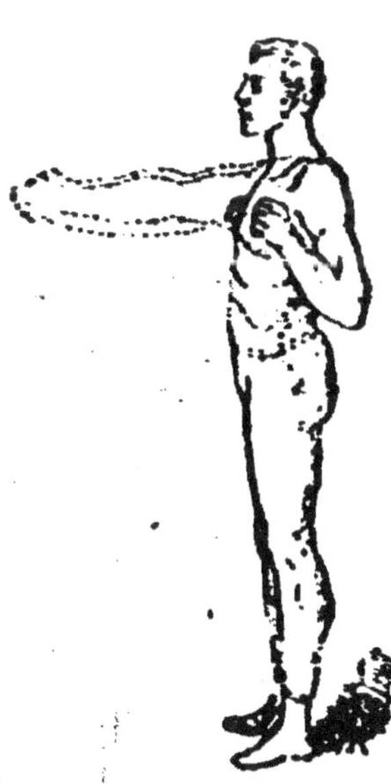

Huitième exercice

NEUVIÈME EXERCICE. — . *Les poings rapprochés sur la poitrine, étendre les bras horizontalement en arrière,* — en deux temps — (six fois).

Au premier temps, on développe les bras en arrière en bombant légèrement la poitrine ; *au deuxième,* on ramène les poings sur le sternum.

DIXIÈME EXERCICE. — *Les mains sur les hanches, élever alternativement les genoux,* — en deux temps — (six fois).

Au premier temps, on plie la jambe droite en l'élevant vers la poitrine ; *au deuxième* on la baisse et on répète le mouvement par la jambe gauche.

ONZIÈME EXERCICE. — *Les bras croisés sur le dos, plier les genoux,* — en deux temps — (six fois).

Au premier temps, on fléchit lentement les genoux en dehors, en tenant le corps droit ; *au deuxième,* on se relève sans décroiser les bras.

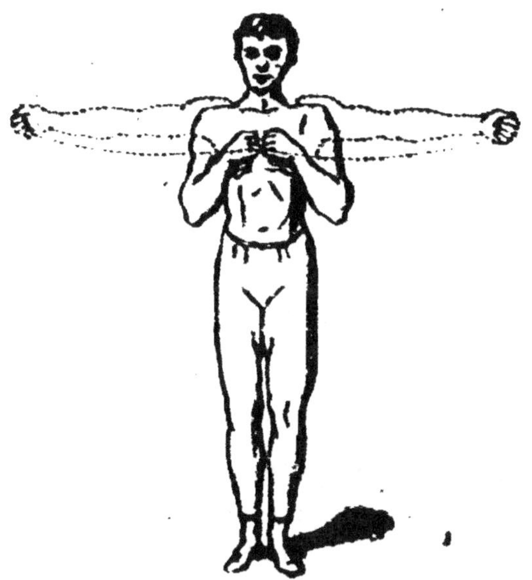

Neuvième exercice

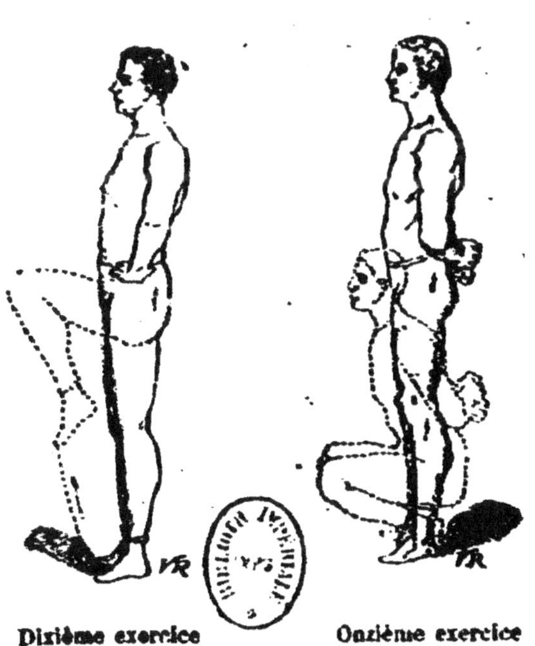

Dixième exercice   Onzième exercice

DOUZIÈME EXERCICE. — *Les bras le long du corps, plier les genoux en tendant les bras en avant,* — en deux temps — (six fois).

Au premier temps, on fléchit les genoux en avant sur la pointe des pieds et on porte, en même temps, les bras horizontalement devant soi; *au deuxième,* on se relève en ramenant les bras le long du corps.

TREIZIÈME EXERCICE. — *Les jambes écartées, les bras en l'air, balancer le corps entre les jambes,* — en deux temps — (six fois).

Au premier temps, on fléchit le corps en avant et on lance vivement les bras entre les jambes; *au deuxième,* on redresse le corps en arrière en relevant les bras.

Cet exercice doit se faire avec souplesse, les saignées des bras et les articulations des genoux légèrement ployées.

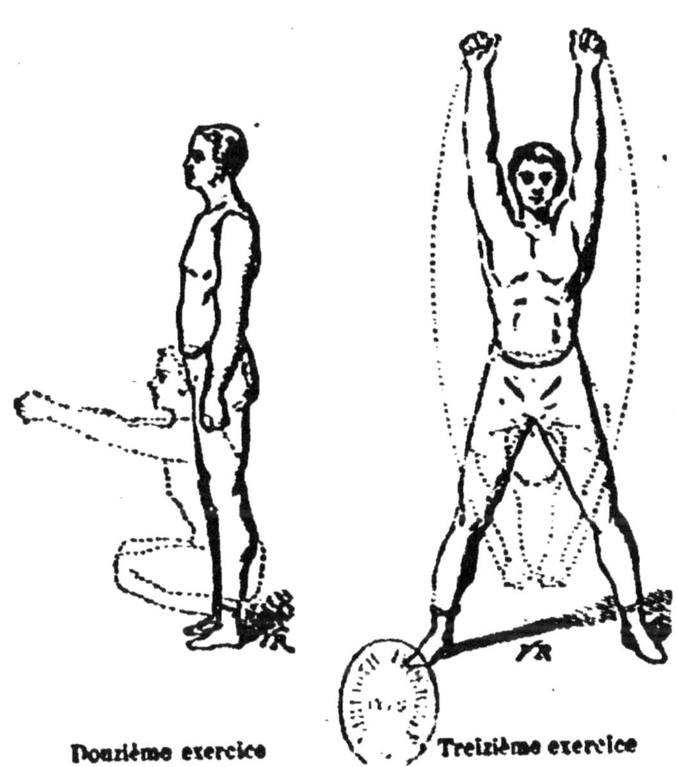

Douzième exercice   Treizième exercice

QUATORZIÈME EXERCICE. — *Les bras en arrière, les mains fermées, élever les bras verticalement,* — en deux temps — (six fois).

Au premier temps, on porte les bras tendus devant soi et on les élève jusqu'à la position verticale ; *au deuxième,* on les ramène vivement à leur point de départ.

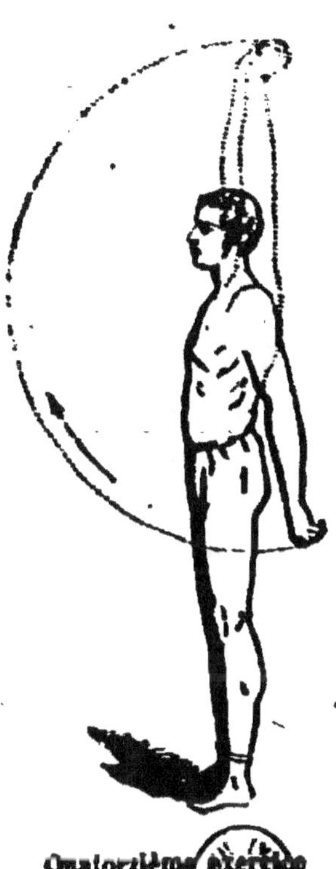

Quatorzième exercice

QUINZIÈME EXERCICE. — *Les mains ouvertes, élève les bras latéralement,* — en deux temps — (six fois).

Au premier temps, on élève les bras tendus do chaqu côté jusqu'à la position verticale; *au deuxième,* on le laisse retomber le long du corps, sans plier les coudes.

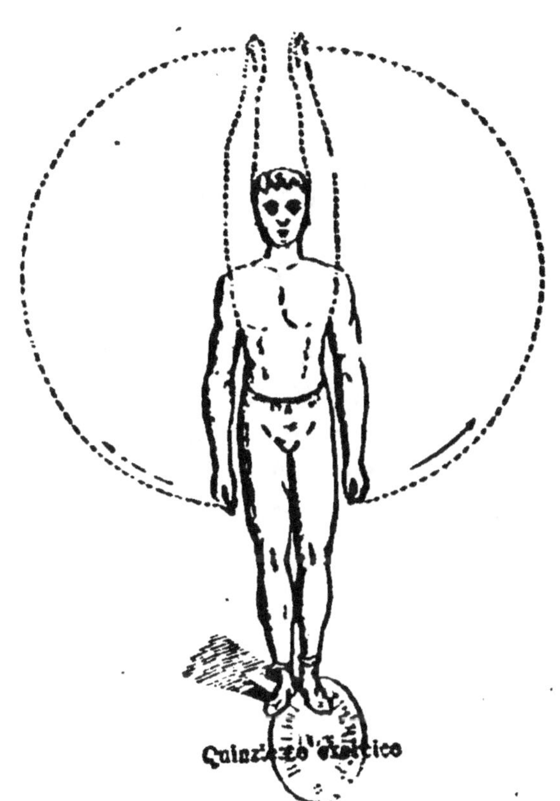

Quindicesimo esercizio

SEIZIÈME EXERCICE. — *La jambe gauche en avant par le bras droit, moulinet* (dix fois).

On porte d'abord la jambe gauche en avant en pliant le genou, la jambe droite bien tendue.

On tend ensuite le bras droit en arrière et on le lance d'avant en arrière, par un mouvement circulaire ; le bras doit passer près de la tête et rester toujours tendu. Le mouvement circulaire doit être continu.

L'exercice terminé, on ramène la jambe gauche près de la jambe droite qu'on porte alors en avant pour exécuter le moulinet du bras gauche.

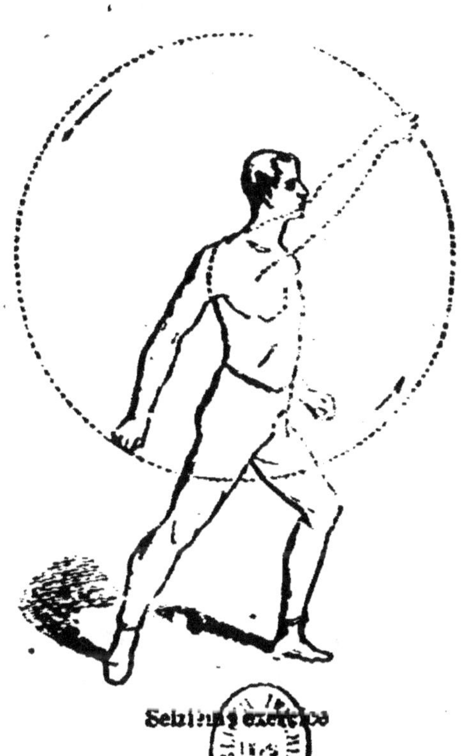
Seizing exercise

DIX-SEPTIÈME EXERCICE. — *Étendre alternativement les jambes en avant,* — en deux temps — (six fois).

Au premier temps, on étend la jambe droite presque horizontalement en avant; *au deuxième,* on la ramène en place, on répète ensuite le même mouvement par la jambe gauche.

DIX-HUITIÈME EXERCICE. — *Étendre alternativement les jambes en arrière,* — en deux temps — (six fois).

Au premier temps, on lance la jambe droite en arrière, en pliant légèrement le genou gauche et penchant le haut du corps en avant; — au *deuxième,* on la ramène en place en redressant le corps. — On répète ensuite le même mouvement par la jambe gauche.

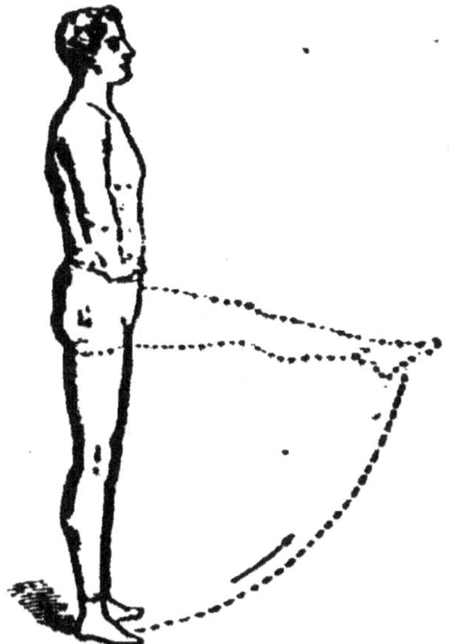

Dix-septième exercice

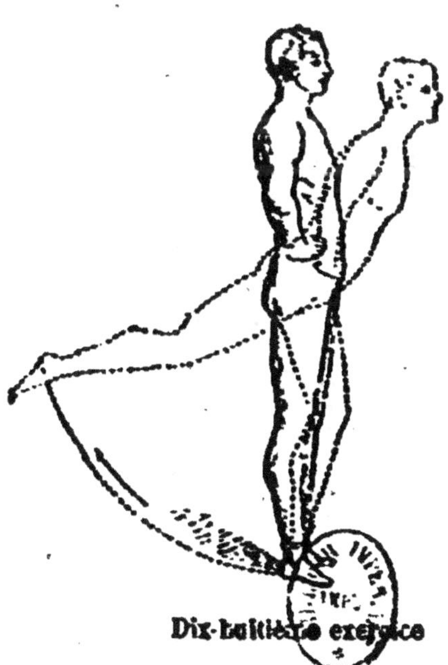

Dix-huitième exercice

DIX-NEUVIÈME EXERCICE. — *Lancer la jambe droite de côté,* — en deux temps — (six fois).

Au premier temps, on tourne la pointe du pied droit en dehors et on lance la jambe à droite en tournant légèrement la tête du même côté; au *deuxième,* on ramène la jambe en maintenant la pointe du pied en dehors. On répète ensuite le même mouvement par la jambe gauche.

VINGTIÈME EXERCICE. — *Plier verticalement la jambe droite, l'étendre en avant et répéter ce mouvement par la jambe gauche,* — en quatre temps — (six fois).

Au premier temps, on lève le genou droit vers la poitrine; — au *deuxième,* on tend la jambe en avant; — au *troisième,* on ramène le genou au corps; — au *quatrième,* on revient en place; on répète ensuite le même mouvement de la jambe gauche.

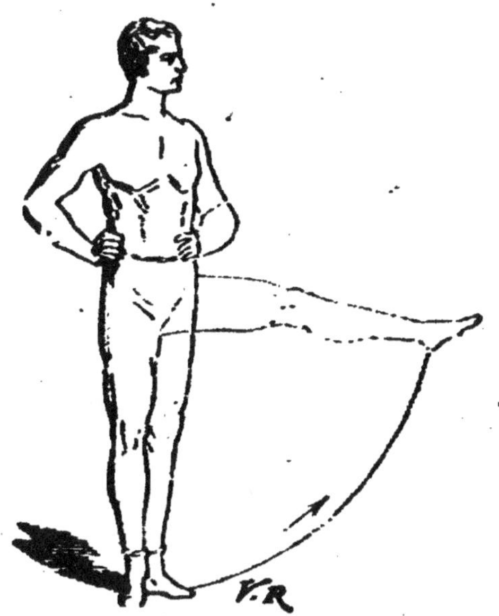

Dix-neuvième exercice

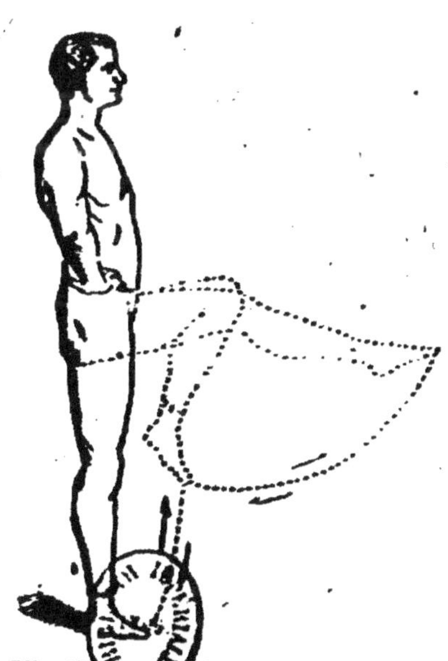

Vingtième exercice

VINGT ET UNIÈME EXERCICE. — *Circumduction des bras en arrière* — (dix fois).

Cet exercice consiste à lancer simultanément les deux bras d'avant en arrière par un mouvement circulaire aussi développé que possible.

Les bras doivent être toujours tendus et passer près de la tête.

Le mouvement est continu. (Voir le seizième exercice.)

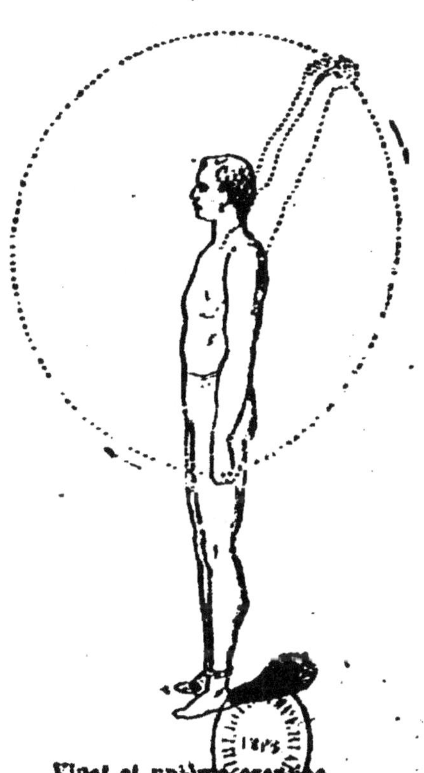

Vingt et unième exercice

VINGT-DEUXIÈME EXERCICE. — *La jambe droite en avant, circumduction des bras en avant* — (dix fois).

On porte d'abord la jambe droite en avant en pliant le genou, on élève en même temps le bras droit en l'air et on tend le gauche en arrière.

Le bras droit descend alors en avant pendant que le gauche remonte en arrière par un mouvement circulaire et continu;

Ce mouvement ressemble beaucoup à celui qu'exécutent les paysans avec le *fléau*.

Le mouvement ayant été exécuté dix fois, on ramène la jambe droite près de la jambe gauche.

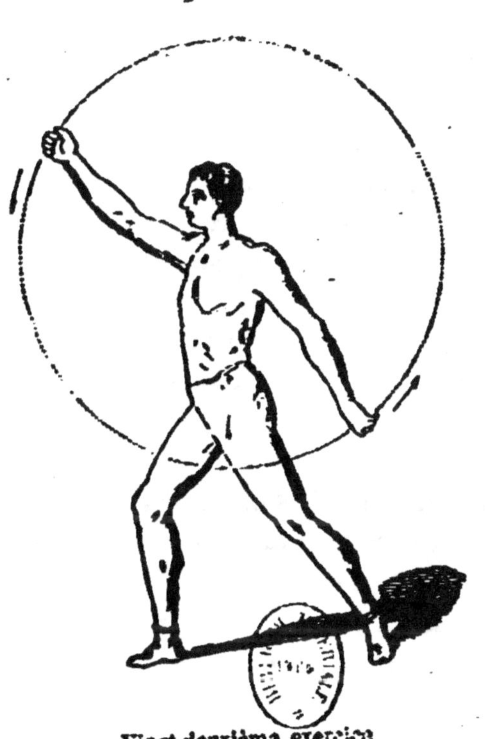

Vingt-deuxième exercice

VINGT-TROISIÈME EXERCICE. — *La main droite à l'épaule gauche, le bras gauche tendu horizontalement en arrière, lancer les bras autour du corps, —* en deux temps — (dix fois).

On commence par fermer les poignets et on porte la main droite à l'épaule gauche pendant qu'on tend le bras gauche en arrière.

Au premier temps, on lance les bras horizontalement de gauche à droite, et au *deuxième*, de droite à gauche, de manière à décrire un demi-cercle.

Ce mouvement, qui rappelle celui du *faucheur*, doit être exécuté avec une vigueur suffisante pour imprimer au tronc un mouvement de rotation sur les hanches. Les jambes doivent rester immobiles.

VINGT-QUATRIÈME EXERCICE. — *La jambe droite en avant, lancer les bras horizontalement en arrière, —* en trois temps — (dix fois).

On se place *la jambe droite en avant*, en pliant le genou, la jambe gauche bien tendue.

Au premier temps, on porte les deux poings à la poitrine, sur les muscles pectoraux ; au *deuxième*, on les lance fortement en avant; au *troisième*, on les rejette en arrière, toujours tendus horizontalement.

Pendant cet exercice, la poitrine doit être effacée, les reins cambrés et la tête penchée en arrière.

L'exercice fait, on ramène la jambe droite près de la gauche.

On porte ensuite la jambe gauche en avant, et on répète le même mouvement.

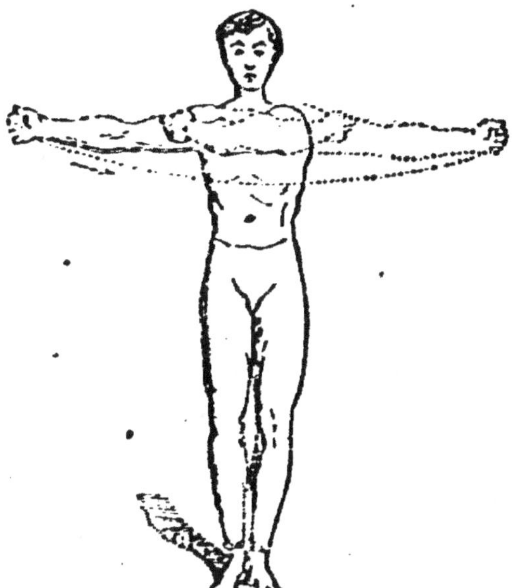

Vingt-troisième exercice

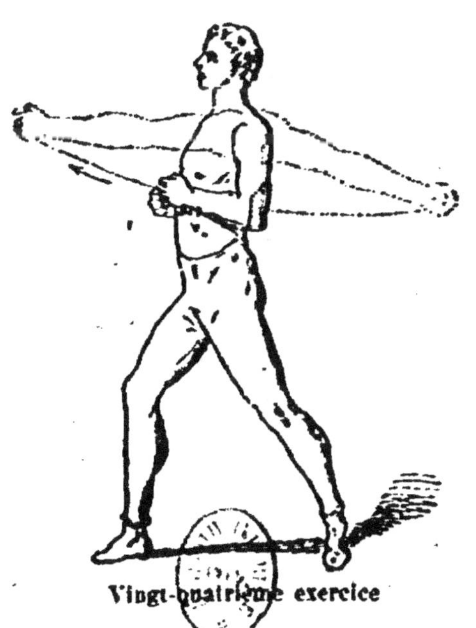

Vingt-quatrième exercice

VINGT-CINQUIÈME EXERCICE. — *Grand pas d'escrime à droite* — en deux temps — (six fois).

Au *premier temps*, faire un grand pas oblique à droite en portant le bras gauche en arrière légèrement ployé à la saignée, le bras droit tendu en avant sans raideur. C'est le mouvement de rotation du bras droit indiqué par un arc de cercle, qui entraîne tout le corps à droite.

Le poignet gauche doit être ployé et le droit tourné en dehors.

Au *deuxième temps*, on ramène vivement la jambe droite près de la jambe gauche, les bras retombant le long du corps.

On répète ensuite le même mouvement du côté gauche.

VINGT-SIXIÈME EXERCICE. — *Se fendre en avant alternativement des deux jambes en élevant les bras,* — en deux temps — (dix fois).

Au *premier temps*, on fait un grand pas en avant par la jambe droite, en lançant les bras verticalement en arrière (le genou droit plié, la jambe gauche bien tendue);
— au *deux*, on ramène la jambe droite près de la gauche et on laisse retomber les bras en avant.

On exécute ensuite le même mouvement par la jambe gauche et on continue alternativement.

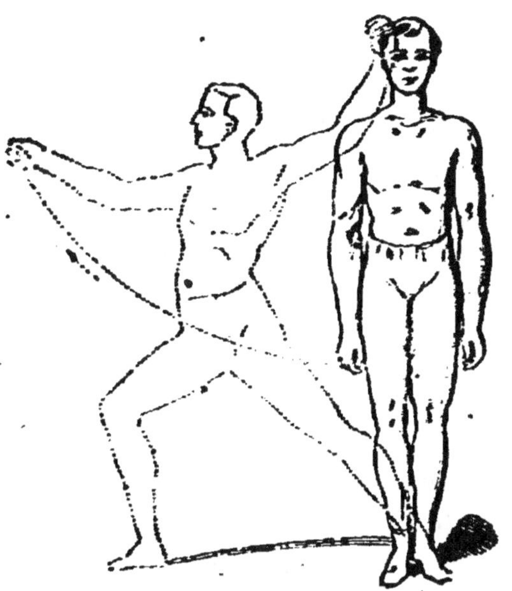

Vingt-cinquième exercice

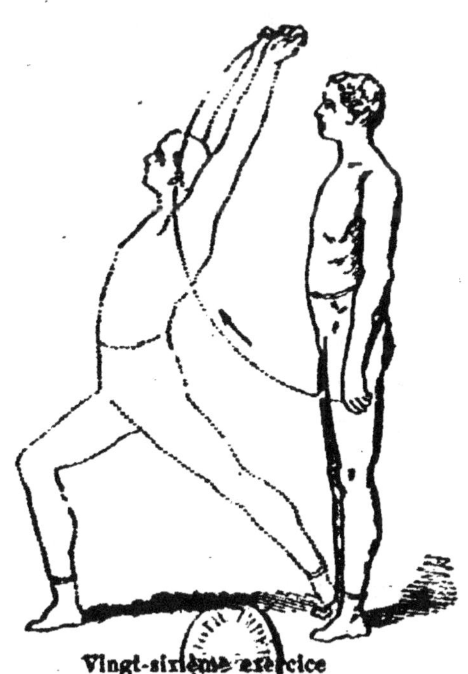

Vingt-sixième exercice

VINGT-SEPTIÈME EXERCICE.—*Par la jambe droite, un grand pas en avant, flexion et extension générale, — en deux temps —(six fois).*

On porte la jambe droite en avant, comme dans l'exercice précédent. Puis, au *premier temps*, on fléchit le corps sur la jambe droite en laissant tomber les bras en avant jusqu'au sol; au *deux*, on se relève en décrivant un grand cercle avec ses bras, sans plier la jambe de derrière. Les bras doivent se relever parallèlement sans flexion aucune jusqu'au-dessus de la tête, où ils se séparent pour décrire leur cercle en dehors.

L'exercice fait, on assemble les pieds, on porte la jambe gauche en avant et on répète le mouvement.

VINGT-HUITIÈME EXERCICE. — *Les jambes écartées, grande flexion à droite et à gauche, en quatre temps. — Les bras en l'air, une; flexion à droite, deux; en l'air, trois; à gauche, quatre* (six fois).

Au *premier temps*, on lève les bras verticalement et on les tend en arrière de façon que le corps soit bien cambré.

Au *deux*, on exécute avec le buste seulement un mouvement de rotation à droite, et on se baisse en laissant tomber les bras en avant jusqu'à ce que les doigts touchent au talon du pied droit.

Au *trois*, on se relève, les bras tendus comme au premier temps.

Au *quatre*, on tourne le buste à gauche et on répète de ce côté le mouvement exécuté au deuxième temps.

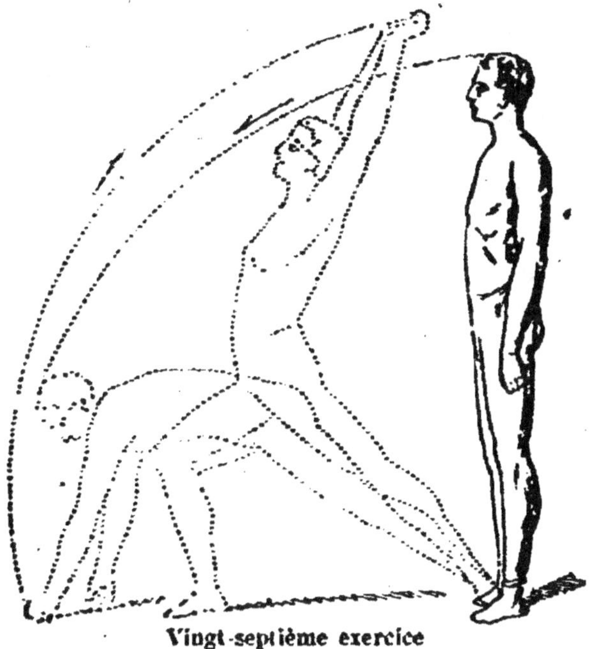

Vingt-septième exercice

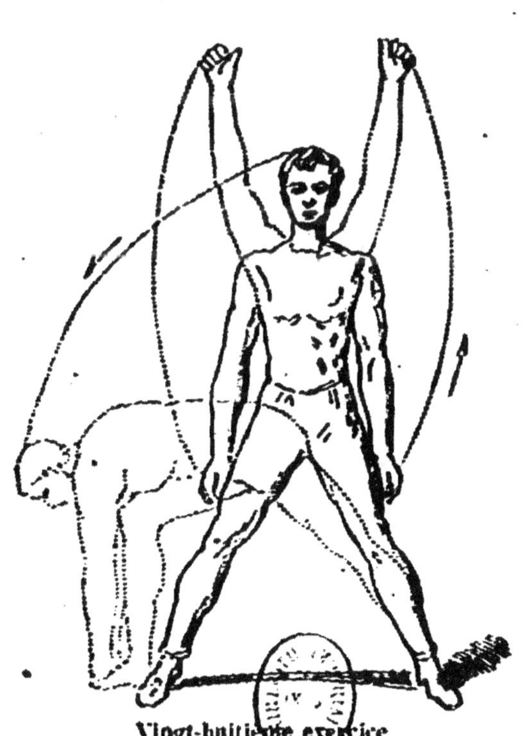

Vingt-huitième exercice

Tous ces mouvements se font, ainsi que nous l'avons annoncé, et qu'il est facile de s'en rendre compte, sans l'emploi d'aucun appareil. Il va sans dire, cependant, que si on pouvait les exécuter avec des haltères de 1 à 3 kilos la paire, suivant l'âge et la force, l'exercice n'y perdrait pas, au contraire.

Les exercices 19, 20, 25, 26 et 27 doivent être supprimés pour les femmes.

EXERCICES DES HALTÈRES

EXERCICES DES HALTÈRES

Pour faire suite à nos mouvements sans appareils et fournir aux personnes qui veulent s'exercer chez elles un complément d'exercices plus énergiques, mais toujours faciles, efficaces et peu dispendieux, nous donnons ci-après une série de mouvements s'exécutant avec des haltères, et une série avec barres à sphères.

Le poids des haltères peut varier de 4 à 15 kilos la paire, selon l'âge et la force du sujet.

(En principe, adopter un numéro plutôt au-dessous qu'au dessus de sa force moyenne. Les dames surtout ne doivent pas s'écarter de cette règle; elles supprimeront le trente-cinquième exercice.

VINGT-NEUVIÈME EXERCICE. — *Les pieds assemblés, les bras en arrière, flexion verticale des avant-bras,* —en deux temps — (six fois).

Au premier temps, on porte les haltères aux épaules, *au deuxième,* on laisse retomber les bras en les portant un peu en arrière.

TRENTIÈME EXERCICE. — *Les haltères aux épaules, lever alternativement les bras en l'air,* — en deux temps — (six fois).

Au premier temps, on lève verticalement le bras droit, pendant que le buste fléchit légèrement vers la gauche; au *deux,* on exécute le même mouvement du bras gauche, pendant que le buste se penche vers la droite et que le poignet droit descend à l'épaule.

EXERCICES DES HALTÈRES

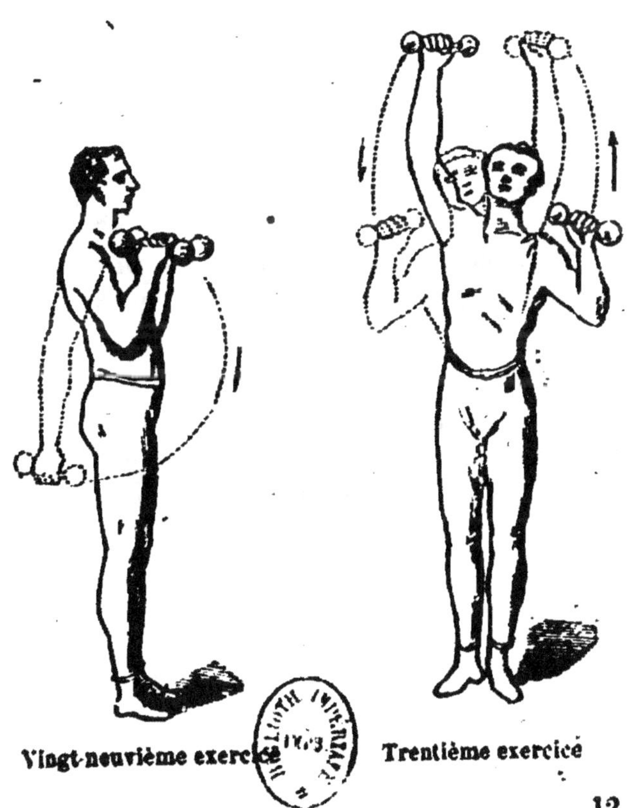

Vingt-neuvième exercice   Trentième exercice

TRENTE ET UNIÈME EXERCICE. —*Flexion et exten-sion verticale des bras,* en quatre temps — (six fois).

Au premier temps, on porte les haltères aux épaules, comme dans le vingt-neuvième exercice ; *au deux,* on tend les bras verticalement en inclinant la tête en arrière ; *au trois* on ramène les haltères aux épaules ; *au quatre,* on laisse retomber les bras en arrière.

TRENTE-DEUXIÈME EXERCICE. — *Élever les bras latéralement, rotation des poignets,* — en quatre temps — (quatre fois).

On tend d'abord les bras latéralement, et, *au premier temps,* on tourne les poignets en dehors ; *au deux,* en dedans ; *au trois,* en dehors ; *au quatre,* en dedans.

L'exercice terminé, on laisse retomber les bras le long du corps.

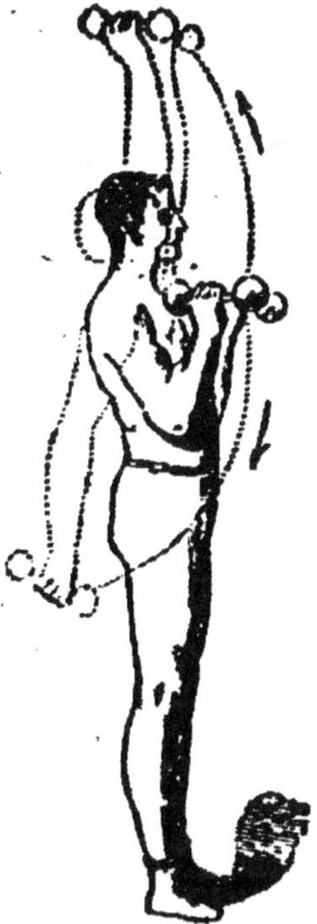

Trente et unième exercice

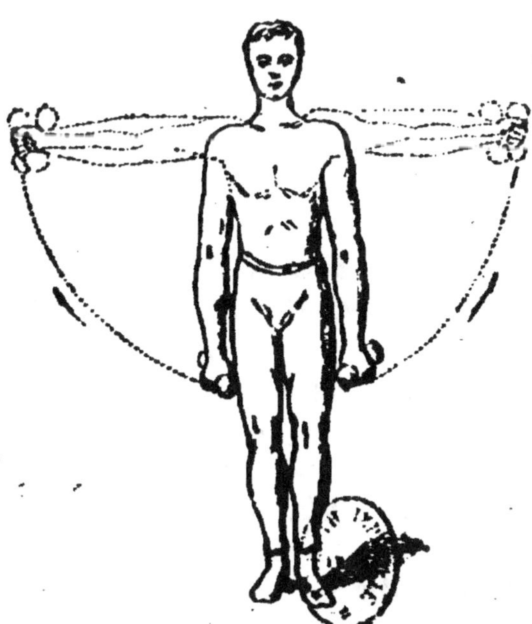

Trente-deuxième exercice

TRENTE-TROISIÈME EXERCICE. — *Les jambes écartées, les bras en l'air, balancer les haltères entre les jambes,* — en deux temps — (six fois).

(Voir le dessin et l'explication du treizième exercice dans notre deuxième numéro.)

TRENTE-QUATRIÈME EXERCICE. — *Les haltères aux épaules, la jambe droite en avant, descendre les haltères et les lever* — en quatre temps — (six fois).

Au *premier temps*, on fléchit le corps sur la jambe droite en laissant tomber les bras jusqu'à ce que les haltères touchent le sol; au *deux*, on se relève en les ramenant aux épaules; au *trois*, on tend les bras verticalement en inclinant la tête en arrière; au *quatre*, on redescend les haltères aux épaules.

TRENTE-CINQUIÈME EXERCICE. — *Plier les genoux, poser les mains sur les haltères, jeter les jambes en arrière,* — *et fléchir les bras,* — en deux temps — (six fois).

Fléchir d'abord les genoux, tendre les mains en avant, les placer ensuite sur la poignée des haltères, et lancer les jambes horizontalement en arrière.

Le corps étant bien tendu dans la position horizontale; au *premier temps*, on se soulève en tendant les bras, la tête cambrée en arrière; au *deuxième*, on fléchit les bras en portant légèrement les coudes en dehors.

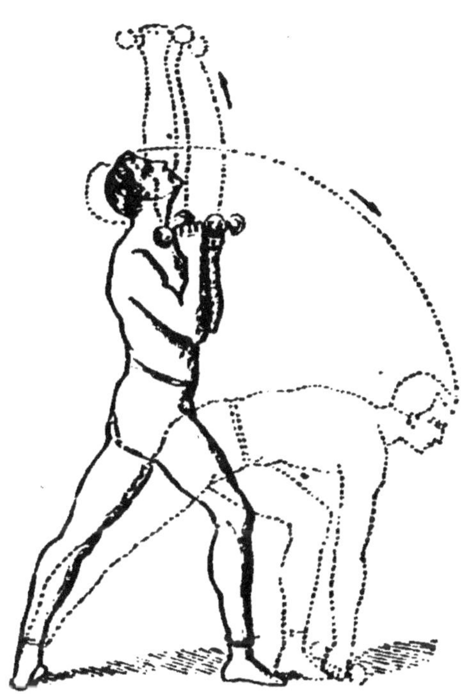

Trente-quatrième exercice

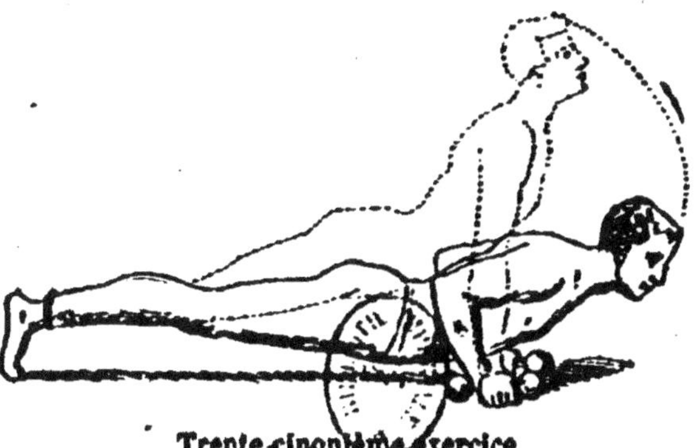

Trente-cinquième exercice

EXERCICES DE LA BARRE A SPHÈRES

La barre à sphères est un des instruments de gymnastique à la fois les plus simples, les plus ingénieux et les plus
utiles. Il n'en est pas de meilleur pour ouvrir la poitrine,
dégager les épaules, redresser et fortifier la taille des enfants faibles et des jeunes filles qui se tiennent voûtées,
ou qui ont des prédispositions aux déviations de la taille.
Il n'en est pas de plus efficace pour entretenir, chez les gens
d'âge mûr, la souplesse des bras et du corps.

La barre à sphères peut, au besoin, être remplacée par une
longue canne; mais, autant que possible, la barre devra être
employée de préférence, les boules placées à ses extrémités
offrant le double avantage de donner à l'instrument un
peu plus de poids, et de retenir les mains qui pourraient
lâcher la canne dans les mouvements difficiles.

La longueur de la barre à sphères (sphères comprises)
ne doit pas dépasser 1 mètre pour les enfants au-dessous
de douze ans; au-dessus de cet âge, le type adopté mesure
uniformément 1 mètre 30 c.

La circonférence de la boule est de 20 centimètres, celle
de la barre de 6 centimètres; — pour les enfants ces me-
sures sont réduites à 15 et 5 centimètres.

TRENTE-SIXIÈME EXERCICE. — *Élever la barre à bras tendus au-dessus de la tête,* — en deux temps — (six fois).

Au commandement de *une*, on porte la barre à bras tendus au-dessus de la tête, les doigts ouverts, la barre reposant entre le pouce et l'index sur la paume de la main, les bras et le corps cambrés en arrière; au *deux*, on ramène la barre à son point de départ, toujours sans fléchir les bras.

Pendant le mouvement ascensionnel, les yeux doivent constamment être fixés sur la barre.

TRENTE-SEPTIÈME EXERCICE. — *Porter la barre verticalement à droite et à gauche en fléchissant le corps,* — en deux temps — (six fois).

Au *premier temps*, on incline le corps à gauche en levant la barre de droite à gauche, jusqu'à ce que l'avant-bras droit se trouve fléchi horizontalement au-dessus de la tête; au *deux*, on descend le bras droit et on remonte le bras gauche en inclinant le corps à droite.

(Dans ce mouvement, chaque bras doit exécuter un parfait demi-cercle.)

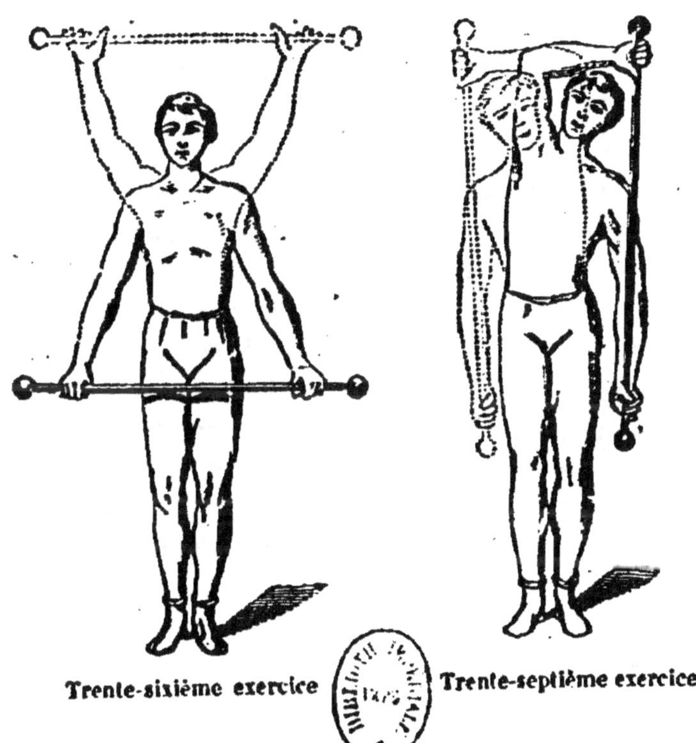

Trente-sixième exercice   Trente-septième exercice

TRENTE-HUITIÈME EXERCICE. — *Torsion du corps à droite et à gauche en portant obliquement la barre autour du corps,* — en deux temps — (six fois).

Au *premier temps,* on lance la main droite vers l'épaule gauche, et on tourne le corps de droite à gauche, en portant la main gauche en arrière à droite.

Au *deux,* on exécute le mouvement opposé, c'est-à-dire qu'on porte la main gauche vers l'épaule droite et la main droite en arrière à gauche.

Les jambes doivent être maintenues immobiles.

TRENTE-NEUVIÈME EXERCICE. — *Mouvement continu de la barre autour du corps,* — en deux temps — (six fois).

Au commandement de *une,* on élève la barre de droite à gauche, en fléchissant l'avant-bras droit, de façon qu'il vienne se placer horizontalement au-dessus de la tête; au *deux,* on porte le bras droit derrière la tête et on descend la barre au dos, jusqu'à ce que les deux bras se trouvent tendus parallèlement en arrière. (Pour faciliter ce mouvement, il faut tenir la barre entre le pouce et l'index, les autres doigts ouverts.)

Au *trois,* on remonte le bras droit vers la gauche, jusqu'à ce que le poignet se trouve perpendiculaire au bras gauche.

QUARANTIÈME EXERCICE. — *La barre au dos,* — en deux temps — (six fois).

Au premier temps, on élève la barre à bras tendus au-dessus de la tête et on la descend sans s'arrêter, jusqu'au bas du dos; au *deux,* on la ramène par devant, en la tenant comme dans le deuxième temps de l'exercice précédent, entre le pouce et l'index, etc.

(Les adultes développeront davantage le mouvement en portant au premier temps la jambe droite en avant, en la ramenant au second, et en répétant alternativement l'exercice avec la jambe gauche.)

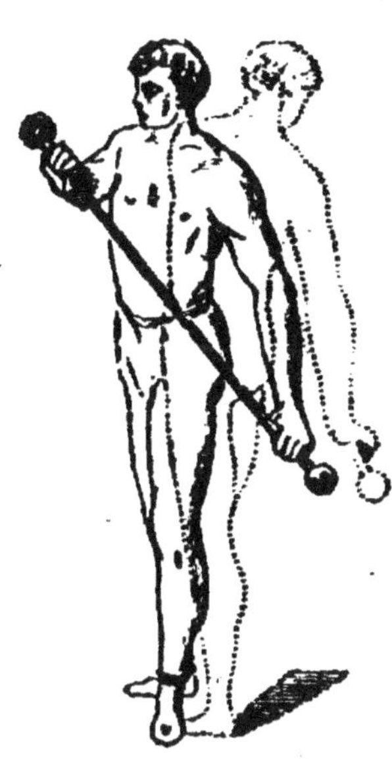

Trente-huitième exercice

Trente-neuvième exercice

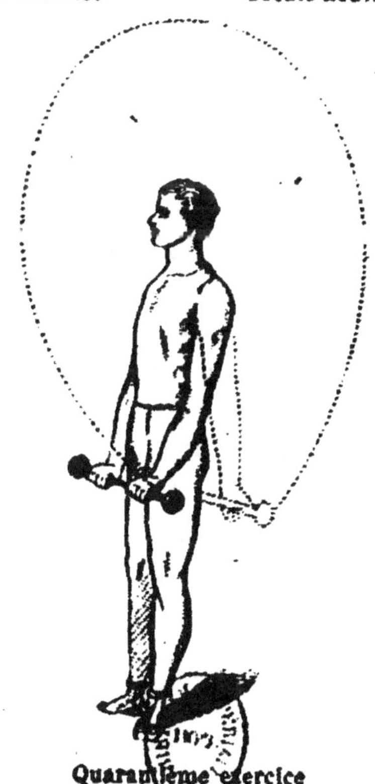

Quarantième exercice

QUARANTE ET UNIÈME EXERCICE. — *Flexion des jambes et élévation verticale de la barre,* — en quatre temps — (six fois).

Au premier temps, on plie les jarrets en portant la barre à terre horizontalement ; au *deux,* on se relève en la ramenant vivement à la poitrine ; au *trois,* on tend les bras verticalement en inclinant la tête en arrière ; au *quatre,* on ramène les bras à la poitrine.

QUARANTE-DEUXIÈME EXERCICE. — *Descendre et remonter la barre sans plier les genoux,* —en deux temps — (six fois).

Au *premier temps,* on abaisse le corps en avant jusqu'à ce que les doigts touchent le sol, ou plutôt jusqu'à ce qu'on sente une légère douleur au mollet, ce qui indique que le mouvement est suffisamment développé ; au *deux,* on se relève en cambrant le corps en arrière.

Pendant cet exercice, les bras doivent rester constamment tendus.

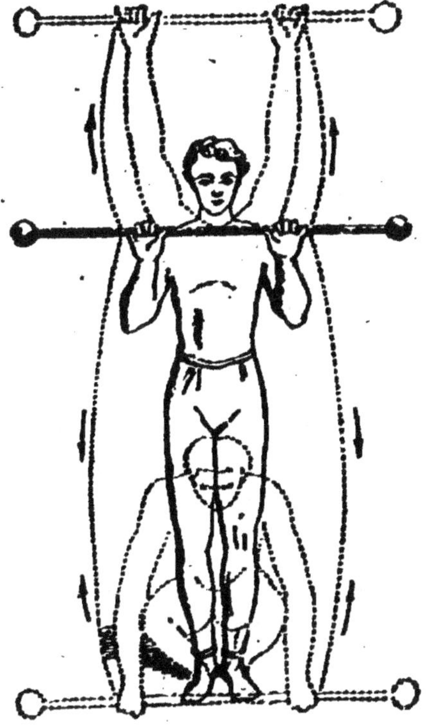

Quarante et unième exercice

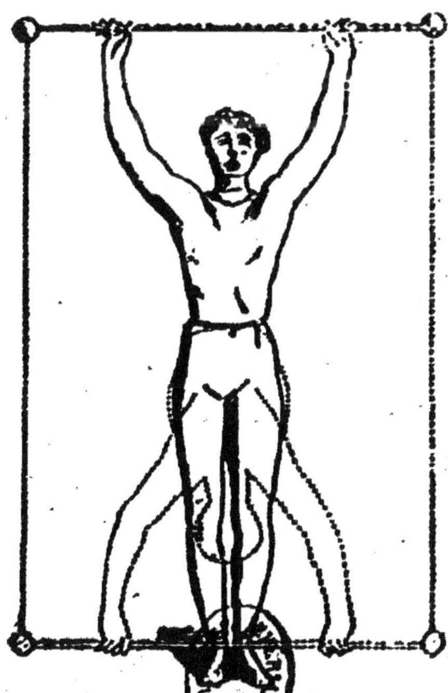

Quarante-deuxième exercice

QUARANTE-TROISIÈME EXERCICE. — *La jambe gauche en avant.* — *Lever la barre et la descendre derrière la tête,* — en deux temps — (six fois).

On porte d'abord la jambe droite en avant et la barre à la poitrine.

Au *premier temps,* on lève la barre verticalement pendant que la jambe gauche exécute une légère flexion en avant; au *deux,* on descend la barre derrière la tête, en relevant la jambe fléchie. Il faut tenir la tête droite, c'est-à-dire ne la pencher ni en avant, ce qui serait disgracieux, ni en arrière, ce qui pourrait gêner le mouvement de la barre.

L'exercice terminé, on ramène la jambe gauche près de la jambe droite et la barre à la poitrine.

QUARANTE-QUATRIÈME EXERCICE. — *Les mains renversées, la jambe droite en avant, lever et descendre la barre sur la poitrine,* — en deux temps — (six fois).

Les poignets exécutent l'un après l'autre un demi-mouvement de rotation de façon à placer la paume de la main sous la barre et les ongles en l'air.

Au premier temps on lève la barre verticalement devant soi en pliant la jambe gauche, et en inclinant la tête et le corps en arrière; — au *deux* on descend la barre sur la poitrine.

Au commandement de *halte, assemblez les pieds,* on ramène la jambe gauche près de la jambe droite et on descend la barre devant les cuisses.

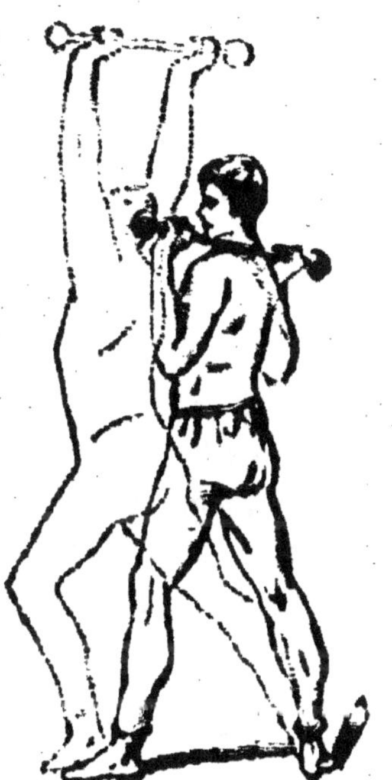

Quarante-troisième exercice

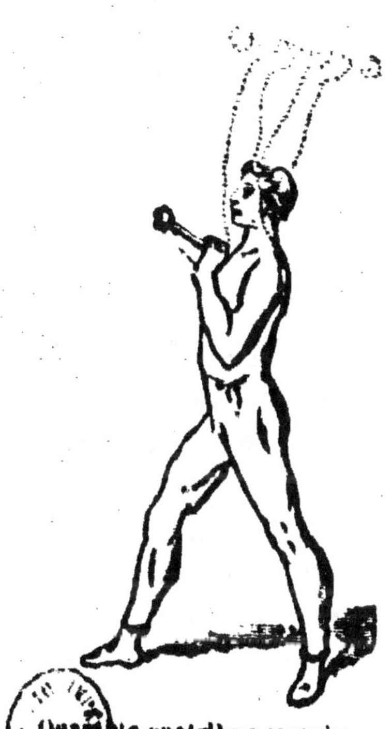

Quarante-quatrième exercice

QUARANTE-CINQUIÈME EXERCICE. — *La jambe droite en avant, — descendre et lever la barre, — en quatre temps — (six fois).*

(Voir le dessin et l'explication du trente-quatrième exercice.)

QUARANTE-SIXIÈME EXERCICE. — *La jambe droite en avant, — descendre la barre et la relever au-dessus de la tête, — en deux temps — (six fois).*

Au premier temps, on fléchit le corps sur la jambe droite en descendant la barre jusqu'au sol ; au *deux,* on se relève en portant la barre à bras tendus au-dessus de la tête et le corps en arrière.

Répéter l'exercice en portant la jambe gauche en avant.

(Ne pas oublier, dans tous les exercices où la jambe qui se porte en avant fléchit au premier temps, de tendre cette jambe au second temps.)

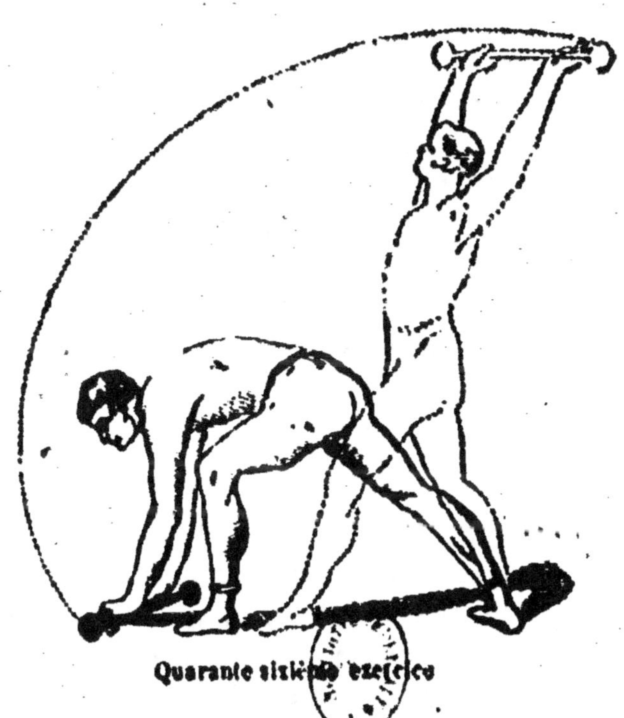

Quarante sixième exercice

QUARANTE-SEPTIÈME EXERCICE. — *Un grand pas oblique à droite, — renverser la barre verticalement, et balancer en deux temps (six fois).*

On porte carrément la jambe droite de côté ; — on renverse *la barre verticalement*, la main droite vient se placer dessous, la paume à l'extérieur (le pouce seul reste dessus); la main gauche remonte au milieu de la poitrine et fait basculer la barre. Celle-ci se trouve alors dans la position verticale, la main gauche près de la boule, la droite au milieu de la barre.

Au premier temps, on enlève la barre de façon que la boule qui touche le sol décrive un demi-cercle et jusqu'à ce qu'elle se trouve penchée un peu en arrière. (La jambe droite doit fléchir pendant ce mouvement.)

Au *deux*, on ramène la barre à la position verticale, mais en la portant un peu en arrière sans lui faire toucher le sol.

On fait ensuite un demi-tour à gauche, on change les mains et on balance six fois à gauche.

—

Les exercices 45, 46 et 47 doivent être supprimés pour les femmes, comme tous ceux exigeant une trop forte extension des tendons et des muscles du bas-ventre.

Les adultes remplaceront les barres de bois par des barres en fer de 8 à 16 kilos, suivant leur force respective, pour les exercices 43, 44, 45, 46 et 47. Il faut que la barre soit assez lourde pour exiger un effort réel, mais pas assez cependant pour nuire à l'essor des mouvements tels que nous venons de les démontrer.

La ceinture qui convient le mieux pour les exercices est la ceinture en laine ou en serge un peu corsée, s'enroulant deux ou trois fois autour du ventre, de façon à le

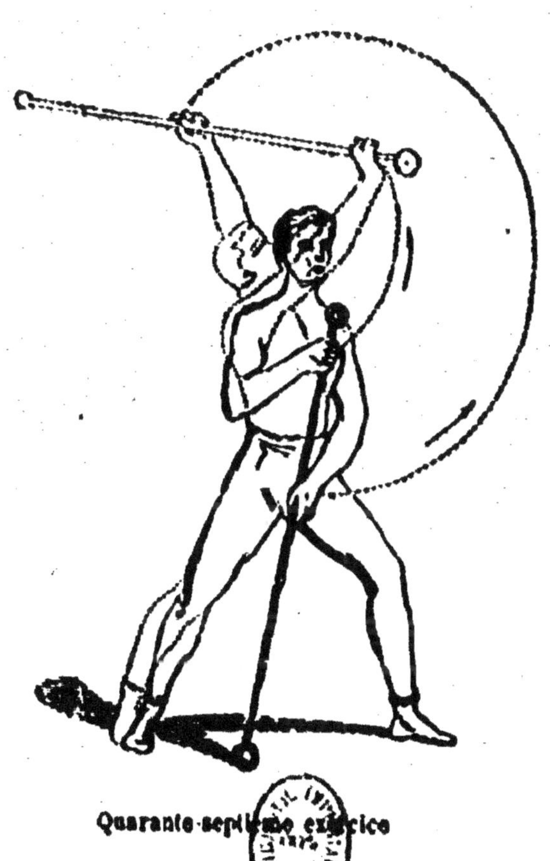

Quarante-septième exercice

maintenir sans le gêner ni le blesser. Cette ceinture convient également aux personnes des deux sexes. L'ancienne, dite ceinture de pompier, haute et raide comme une planche, nous paraît tout simplement détestable.

Nous croyons superflu de recommander aux dames de supprimer le corset pendant le travail gymnastique.

TABLE DES MATIÈRES

TABLE DES MATIÈRES

Typ. Alcan-Lévy, rue Lafayette, 61, et passage des Deux-Sœurs.